文成天縱

中醫古籍稀見稿抄本輯刊

ZHONGYI GUJI XIJIAN GAO-CHAOBEN JIKAN

李鴻濤 主編

24

广西师范大学出版社
GUANGXI NORMAL UNIVERSITY PRESS
·桂林·

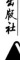

第二十四册目録

醫藥家棖六卷

〔清〕王銓撰 〔清〕劉欽亮校訂
清光緒三十三年（一九〇七）抄本

醫藥家根六卷

本書爲臨證綜合類醫書，初刊於清光緒二年（一八七六）。王銓（一八三一—一八七七），字子衡，號松舫。咸豐乙卯科（一八五五）舉人，是年患怔忡之疾，會試不第，遂絶意進取，精研醫學，隨人延診，無不應手取效，名遂大噪，然不受人一錢饋謝。主講安肅書院，於詩學及訓詁學素有研究。著有《困學筆録敬業堂制藝稿》、《醫藥家根》、《喉症類集》、《醫瑶》（已佚）等。劉欽亮，字采臣，生平不詳。全書論述脉診、病因、婦科、本草等，卷一爲切診心法要訣、望色歌、聞聲歌、問病歌、五臟虛實標本用藥式、六腑虛實標本用藥式、引經報使用藥式、李東垣隨證用藥等；卷二爲醫方因病分類歌；卷三爲婦科歌、喉風三十六證名目、諸證經驗良方等；卷四至六爲本草因病分類歌。此本爲劉欽亮校正改誤之定本。

醫藥家根

乾

丁未巧朔上海采臣氏劉欽亮校對改誤

醫藥家棖卷一

新城王　銓松舫

律令切診心法要訣

脈為血府百體貫通寸口動脈大會朝宗　診人之脈高骨上取因何名関界乎寸尺　右寸肺胸左寸心膻右関脾胃左関膈膽　三部三焦兩尺兩腎左小膀胱右大腸認　命門屬腎生氣之原人無兩尺必死不痊関脈一分右食左風右為氣口左為人迎　脈有七診曰浮中沉上竟下竟左右推尋　男左大順女右大宜男尺恒虛女尺恒實　寸口大會五十合經不滿其

動無氣必凶更加踈數止還不能短死歲內期定難生

五臟本脈各有所凭心浮大散肺浮濇短肝沉弦長

腎沉滑軟從容而和脾中遲緩　四時平脈緩而和匀

春弦夏洪秋毛冬沉　太過寔強病生於外不及虛微

病生於內亦有脾脈沉細主停積者　飲食勞倦診在右關有力為寔無力虛看

一呼一吸脈來四至五至無痾閏以太息

三至為遲則為冷六至為數數則熱症轉數轉熱轉遲

轉冷然亦有本來之脈或三至或六至者臨症時宜細參　遲數即別浮沉

須伸浮沉遲數辨內外因外因於天內因於人天有陰

陽風雨晦明人喜夏怒思悲恐驚　浮沉已辨滑濇當

明濇為血滯滑為氣壅　浮脉皮部沉脉筋骨肌肉候
中部位統屬　浮無力濡沉無力弱沉極力牢浮極力革
三部有力其名曰實三部無力其名曰虛　三部
無力按之且小似有似無微脉可攷　三部無力按之
且大渙漫不收散脉可察　惟中無力其名曰芤推筋
着骨伏脉可求　三至為遲六至為數四至為緩七至
疾脉緩止曰結數止曰促凡此之診皆統至數　動而
中止不能自還至數不乖代則難痊　形狀如珠滑流
不定往來濇滯濇脉可證　弦細端直且勁且弦緊也
弦粗勁左右彈　來盛去衰洪脉名顯大則寬闊小則

細減　如豆亂動不移約約長則迫迫短則縮縮以上二十
八字名目以下言病之屬於脈者　浮陽主表風淫六氣有力表實無力
表虛浮遲表冷浮緩風濕浮濡傷暑浮散虛極浮洪陽
盛浮大陽實浮細氣少浮濇血虛浮數風熱浮緊風寒
浮弦風飲浮滑風痰　沉陰主裏七情氣食沉大裏實
沉小裏虛沉遲裏冷沉緩裏濕沉緊冷痛沉數熱極沉
濇痺氣沉滑痰實沉伏閉鬱沉弦飲痰　濡陽虛病弱
陰虛極微主諸虛散為虛劇　革傷精血半產帶崩牢
疝癥瘕心腹寒疼　虛主諸虛實主諸實芤主失血隨
見可知　遲寒主臟陰冷相干有力寒痛無力虛寒

烘應改洪然原本亦是烘字故未改下同

數熱主腑數細陰傷有力實熱無力虛瘡　緩為脾濕
堅大濕壅促為陽鬱結則陽凝　代則氣乏跌打悶絕
奪氣痛瘡女胎三月　滑司痰病關主食風寸候吐逆
尺便血膿　濇虛脾濕尺精血傷寸汗津竭關膈液亡
弦關主飲木侮脾經寸弦頭痛尺弦腹疼　緊主寒
痛烘是火傷動主痛熱崩汗驚狂　長則氣治短則氣
病細則氣衰大則病進　脈之主病有宜不宜陰陽順
逆吉凶可知　傷寒熱病脈喜浮烘沉微濇小證反必
凶　汗後脈靜身涼則安汗後脈燥熱甚必難　陽證
見陰命必危殆陰證見陽雖困無害　勞倦傷脾脈當

虛弱自汗脈燥死不可卻　瘧脈自弦弦遲多寒弦數多熱代散則難　洩瀉下利沉小滑弱寔大浮數發熱則惡　嘔吐反胃浮滑者昌沉數細濇結腸者亡　霍亂之候脈代勿訝舌卷囊縮厥伏可嗟然亦有用理中而愈者　嗽脈多浮浮濡易治沉伏而緊死期將至　喘息擡肩浮滑是順沉濇肢寒切為逆證　火熱之證烘數為宜微弱無神根本脫離　骨蒸發熱脈數而虛熱而濇小必損其軀　勞極諸虛浮軟微弱土敗雙弦火炎細數　失血諸症脈必見芤芤緩易治數大堪憂　畜血在中牢大卻宜沉濇而微速愈者稀　三消之脈數大者生

細微短濇應手堪驚　小便淋閉鼻色必黄寔大可療
濇小知亡癲乃重陰狂乃重陽　浮烘吉象沉急凶殃
癇宜浮緩沉小急寔但弦無胃必死不失　心腹之痛
其類有九細遲速愈浮大延久　疝屬肝病脈必弦急
牢急者生弱急者死　黄疸濕熱洪數便宜大防浮大
微濇難醫　腫脈之脹浮大洪寔細而沉微歧黄無術
中惡腹脹緊細乃生浮大為何邪氣已深　鬼祟之
脈左右不齊乍大乍小乍數乍遲　癰疽未潰洪大脈
宜及其已潰洪大最忌　肺癰已成寸數而寔肺瘻之
症數而無力癰瘻色白脈宜短濇數大相逢氣損血失

腸癰實熱滑數相宜沉細無根其死可期　婦人有子陰搏陽别少陰動甚其胎已結滑疾而散胎必三月按之不散五月可别左男右女孕乳是主女腹如箕男腹如釜　欲產離經新產小緩實弦牢大其凶不免經脉病脉業已昭詳將絶之形更當度量　心絶之脉如操帶鈎轉豆躁急一日可憂　肝絶之脉循刃責責新張弓弦死在八日　脾絶雀啄又同屋漏覆杯水流四日無救　肺絶維何如風吹毛毛羽中膚三日而號　腎絶伊何發如奪索解解彈石四日而没　命脉將絶魚翔蝦游至如湧泉莫可挽留

脉字應改肝字從原本亦是脉字款未應改

望色歌 說本喻徵君

面目之色生死之徵面黃而目見五色則吉不黃而又見四色則凶額頰鼻各有分部刺熱篇論之最精肝熱病者左頰赤肺熱病者右頰紅心熱則赤見於額脾熱則赤見於中也鼻腎熱則頤形亦色見刺之有功仲景有精微之法中央鼻準可徵蓋以在地為中嶽在天為鎮星四臟之氣歸併於中謂鼻頭色青者死腹中冷痛難勝色微黑者有水氣色微白者亡血精色微赤者非特死色微黃者痰在胸黑色見於天庭雖不病而卒死赤色出於兩顴即小病而亦凶

聞聲歌 說本喻徵君

五音宮商角徵羽　五聲呼笑歌哭呻在人心肝脾肺腎變動之際可徵分語聲寂寂骨節病喑喑不徹腦病沉啾啾長細頭中病三焦有病聽其因呼出心肺吸肝腎呼吸之中脾胃門肩隨息動心中火胸中上氣逆頻聞張口短氣肺痿病金受火制命危哀（均以出氣之粗言之）振振動搖呼吸急　往來營衛亦難存

問病歌

先貴後賤病名脫營嘗富忽貧病名失精形老苦樂治異病同未病已病問所從生所宜所忌寒熱自明若能

如此謂之良工所可怪者探病覩朋忘具愚陋強逞明
能言虛道實指炭成冰病人聽此成竹在胸後有明醫
堅執莫從官家尤甚相率成風性命兒戲如此輕生登
高而呼醒此夢夢

五臟虛實標本用藥式

肝

與膽表裏主血主目主筋主呼主怒本病諸風掉眩僵
仆強直驚癇兩脇病胸滿痛嘔血疝痛痃瘕女人經病

有餘瀉之

瀉子甘草

行氣 香附 牽牛 川芎 青皮 瞿麥

行血 紅花 大黄 鱉甲 水蛭 桃仁 䗪蟲 莪蒁 蘇木 三稜 丹皮 穿山甲

鎮經 雄黄 胡粉 金箔 銀箔 鐵落 鉛丹 真珠 龍骨 赭石 石決明 夜明砂

搜風 羌活 獨活 荊芥 防風 薄荷 皂莢 槐寔 附子 蔓荊 僵蠶 白花蛇 蟬蜕

不足補之

補母 枸杞 苦參 杜仲 萆薢 狗脊 阿膠 熟地 兔絲

補血 當歸 血竭 牛夕 没藥 續断 川芎 白芍

補氣 天麻 蜜蒙花 柏仁 决明 白朮 穀精草 菊花 細辛 生姜

本 熱寒之

瀉水 芍藥 烏梅 澤瀉

瀉火　黄連　龍膽　黄芩　苦茶　猪膽
攻裏　大黄
　標熱發之
和解　柴胡　半夏
解肌　桂枝　麻黄

心

藏神為君火主血主言主汗主笑本病諸熱瞀瘛驚惑譫妄煩亂啼笑罵詈怔忡健忘自汗諸痛痒瘡標病肌熱未寒戰慄舌不能言面赤目黄手心煩熱胸脇滿痛引腰背肩胛肘臂

火實瀉之

瀉子 黃連 大黃

行氣 甘草 人參 赤苓 木通 黃柏

行血 丹參 丹皮 生地 元參

鎮驚 硃砂 牛黃 紫石英

神虛補之

補母 辛細 生薑 烏梅 棗仁 陳皮 茯苓

補氣 桂心 澤瀉 茯神 遠志 菖蒲

補血 當歸 乳香 熟地 沒藥

本熱寒之

瀉火 黄芩 竹葉 麥冬 芒硝 炒鹽

涼血 地黄 梔子 天竺黄

標熱發之

散火 甘草 獨活 麻黄 柴胡 龍腦

脾

藏智主營衛主味主肌肉主四肢本病諸濕腫脹痞滿噫氣大小便閉黄癉痰飲吐瀉飲食不化標病身体胕腫重困嗜臥四肢不舉舌本强足大指不用九竅不通諸痙項强

土實瀉之

瀉子訶子　防風　桑皮　葶藶

吐法豆豉　梔子　常山　瓜蒂　玉金　蘿蔔子
虀汁　藜蘆　苦參　苦茶　赤豆鹽湯

下法大黃　芒硝　礞石　續隨子
甘遂　芫花　大戟

土虛補之

補母桂心　茯苓

補氣人參　黃芪　升麻　葛根　甘草　陳皮
藿香　葳蕤　砂仁　木香　扁豆

補血白朮　蒼朮　白芍　膠飴　大棗　乾姜
木瓜　烏梅　蜂蜜

本濕除之

燥中宮白朮　橘皮　吳萸　草蔻　白芥子
蒼朮　半夏　南星　藿香

潔淨府　木通　赤苓　猪苓

票濕滲之

標濕滲之

開鬼門 葛根 蒼朮 麻黄 獨活

肺

藏魄總攝一身元氣主聞主哭主皮毛本病諸氣膹鬱
諸痿喘嘔氣短欬嗽上逆唾血不得卧小便数而欠遺
矢不禁

氣實瀉之

瀉子 澤瀉 葶藶 桑皮 地骨皮

除濕 半夏 白礬 薏仁 木瓜 橘皮 白茯苓

瀉火 粳米 石膏 知母 訶子 寒水石

通滯只殼　薄荷　乾薑　木香　厚樸
杏仁　皂莢　桔梗　蘇梗

氣虛補之
補母甘草　人參　升麻　黄芪　山藥
潤燥蛤蚧　阿膠　麥冬　貝母　百合　花粉
天冬
斂肺烏梅　粟殼　芍藥　五味子　五倍子

本熱清之
清金黄芩　知母　麥冬　梔子　沙參
紫菀　天冬

本寒温之
温肺丁香　藿香　檀香　益智　款冬花
砂仁　糯米　白蔻　百部

標寒散之
麻黄　葱白　紫蘇

解表 麻黄 葱白 紫蘇

腎

藏志主聽主骨主二陰本病諸寒厥逆骨痿腰疼腰冷如冰足胻腫少腹滿急疝瘕大便閉泄吐利腥穢水液澄澈清冷不禁消渴引飲標病發熱不惡熱頭旋頭痛咽痛舌燥脊骨後廉痛

水强瀉之

瀉子 大戟 牽牛

瀉腑 澤瀉 猪苓 防己 茯苓 車前子

水弱補之

補母　人參　山藥

補氣　知母　元參　砂仁　苦參　補骨脂

補血　黃柏　枸杞　熟地　鎖陽　蓯蓉
　　　山萸　阿膠　五味

本熱攻之

下法　傷寒少陰證口燥咽乾大承氣下之

本寒溫之

溫裏　附子理中湯

標寒解之

解表　麻黃　細辛　獨活　桂枝

標熱涼之

清熱　元參　連翹　甘草　猪腎

六腑虛實標本用藥式

命門

爲相火之原藏精生血降則爲漏升則爲鉛主三焦元氣本病前後癃閉氣逆裏急疝痛奔豚消渴膏淋精漏精寒赤白濁赤白帶下

火强瀉之

瀉相火　黄柏　知母　丹皮　地骨　生地
　　　　茯苓　玄參　石羔

火弱補之

益陽　附子　肉桂　益智　故紙　沉香　硫黄
　　　烏藥　船茴　胡桃　巴戟　丹砂　當歸

蛤蚧　陽起石　覆盆子

精脫固之

澁精　牡蠣　芡實　金櫻　五味　遠志
山萸　蛤粉

三焦

為相火之用分布命門元氣主升降出入遊行天地之間總領五藏六腑營衛經絡内外上下左右之氣號中清之府上主納中主化下主出本病諸熱瞀瘛暴病暴死暴瘖燥擾狂越譫妄驚駭血溢血泄諸氣逆衝上熱則喘滿諸嘔吐酸胸痞脇疼飲食不消頭上出汗中熱則善飢而瘦中滿腹大鼓之有聲關格不通霍亂

吐利

下熱則下部腫滿小便淋或不通大便閉或下利

上寒則吐飲食痰水胸痺前後引痛食已還出

中寒則飲食不化寒脹反胃吐水濕瀉不渴

下寒則二便不禁臍腹冷疝痛

標病惡寒戰慄如喪神守耳鳴耳聾嗌腫喉閉諸病胕腫酸痛驚駭手小指次指不用

實火瀉之

汗 麻黃 羌活 柴胡 石羔 葛根 荊芥 升麻 薄荷

吐 瓜蒂 滄鹽 虀汁

下 大黃 芒硝

火虛補之

上 人參 附子 桂心

中 人參 黃芪 丁香 木香 黃蘗

下 附子 桂心 硫黃 人參 沉香 烏藥 破故子

木熱寒之

上 黃芩 連翹 梔子 知母 元參 石羔 生地

中 黃連 連翹 生芐 石羔

下 黃柏 知母 生芐 石羔 丹皮 地骨皮

標熱散之

解表 柴胡 細辛 荊芥 羌活 葛根 石羔

膽

為少陽相火為決斷之官十一臟之主主同肝本病口苦嘔苦汁善太息澹澹如人將捕狀目昏不眠標病寒熱往來胸脇痛頭額痛耳痛鳴聾耳瘰癧足小指次[不指]

用

實火瀉之

瀉膽 龍膽 牛夕 猪膽 生棗仁 生棗仁
黄連 苦茶

虛血補之

溫膽 人參 細辛 半夏 炒棗仁 炒棗仁
地黄 當歸

本熱平之

降火 黄芩 黄連 芍藥 連翹 甘草

鎮驚 黑鉛 水銀

標熱和之

和解 柴胡 芍藥 黄芩 半夏 甘草

胃

主容受為水穀之海本病噎膈反胃中滿腫脹嘔吐瀉利霍亂腹疼消中善飢食不化標病發熱蒸蒸身前熱身後寒發狂譫語咽痺上齒痛口眼歪邪鼻痛鼽衄赤瘡

湿衣作実

胃實瀉之

濕熱 大黄 芒消

飲食 巴豆 神麹 查肉 阿魏 硇砂 玉金

軽粉 三稜

胃虚補之

濕熱 蒼朮 白朮 半夏 茯苓 橘皮 生薑

寒濕 乾薑 附子 草菓 官桂 丁香 肉蔻

人參 黄芪

本熱寒之

降火 石羔 地黄 犀角 黄連

標熱解之

解肌 升麻 葛根 豆豉

大腸

本熱大便閉結泄痢下血裏急後重脫肛腸鳴而痛標痛齒痛喉痺頭腫口乾咽中如核目黃手大指次指痛停宿食發熱寒慄

腸寔瀉之

瀉熱 大黃 石羔 芒硝 桃仁 牽牛 巴豆 郁李仁

行氣 枳殼 木香 橘皮 檳榔

腸虛補之

補氣 皂莢

潤燥 桃仁 麻仁 杏仁 地黃 乳香 松子 蓯蓉 當歸

提陷 升麻 葛根
燥濕 白朮 蒼朮 半夏 硫黃
收脫 龍骨 白堊 訶子 粟殼 烏梅 白礬
赤石脂 禹餘糧 石榴皮
本熱寒之
清熱 秦花 槐角 地黃 黃芩
本寒溫之
溫裏 乾薑 附子 肉豆蔻
標熱散之
解肌 石羔 白芷 升麻 葛根
小腸

為受盛之官本病主諸小便宿食夜熱旦止

寔熱瀉之

行氣 木通 猪苓 滑石 瞿麥 澤瀉 燈心

行血 地黄 蒲黄 赤苓 丹皮 梔子

虛寒補之

補氣 白朮 楝寔 茴香 砂仁 神麯 扁豆

補血 桂心 元胡

本熱寒之

降火 黄柏 黄芩 黄連 連翹 梔子

標熱散之

解肌 藁本 羌活 防風 蔓荊子

膀胱

主津液主氣化號州都之官本病便淋短数黄赤遺矢氣痛標病發熱惡寒頭疼腰脊強足小指不用

實熱瀉之

瀉火 滑石 猪苓 澤瀉 茯苓

下虛補之

清熱 黄柏 知母

祛寒 桔梗 升麻 益智 烏藥 山萸

本熱利之

降火 梔子 地黄 茵陳 黄柏 丹皮 地骨

標寒發之

發表 木賊 麻黄 桂枝 羌活 藁本 防己 黄芪

引經報使用藥式

心 黄連 細辛

腎 獨活 桂 知母 細辛

肺 桔梗 葱白 升麻 白芷

脾 升麻 葛根

心包 柴胡 丹皮

肝 青皮 川芎 吴萸 柴胡

小腸 藁本 黄柏

膀胱 羌活

大腸 白芷 升麻 石羔

胃 白芷 升麻 石羔 葛根

膽 柴胡 青皮

三焦 連翹 中青皮 柴胡 上地骨皮 下附子

各經有火分氣血用藥式

肝 氣柴胡 血黃芩
肺 氣石羔 血梔子
小腸 氣赤苓 血木通
胃 氣葛根 血大黃
心 氣麥冬 血黃連
腎 氣知母 血黃柏
大腸 氣黃芩 血大黃
三焦 氣連翹 血地骨
脾 氣白芍 血生地
膽 氣連翹 血柴胡
膀胱 氣滑石 血黃柏
包絡 氣青皮 血丹皮

各經發熱氣血用藥式

肝 氣柴胡 血當歸
肺 氣石羔 血桑皮
小腸 氣赤苓 血木通
胃 氣石羔 血芒硝
心 氣黃連 血生地
腎 氣知母 血地黃
大腸 氣芒硝 血大黃
三焦 氣石羔 血竹葉
脾 氣芍藥 血木瓜
膽 氣柴胡 血瓜蔞
膀胱 氣滑石 血澤瀉
包絡 氣青皮 血丹皮

李東垣隨證用藥凡例

風中六腑

手足不遂先發其表羌活防風為君隨證加藥然後行經養血當歸秦艽獨活之類隨經用之

風中五臟

耳聾目瞀先疎其裏三化湯之類然後行經獨活防風柴胡白芷川芎隨經用之

破傷中風

脈浮在表汗之脈沉在裏下之背搐羌活防風前搐升麻白芷左搐柴胡防風右搐加白芷

傷風惡風
防風為君麻黃甘草佐之
傷寒惡寒
麻黃為君防風甘草佐之
六經頭痛
須用川芎加引經藥太陽蔓荊陽明白芷太陰半夏少陰細辛厥陰吳萸巔頂藁本
眉棱骨疼
羌活白芷黃芩余謂加半夏更佳
風濕身疼

羌活余謂加白附亦可

咽痛頷腫

黄芩牛蒡甘草桔梗

風熱牙疼

喜冷惡熱生芐當歸升麻黄連丹皮防風

眼暴赤腫

防風連芩當歸佐酒服

風濕諸病

羌活白朮

風冷諸病

川烏
一切痰飲
皆用半夏風加南星熱加黄芩濕加白朮陳皮寒加乾薑
風熱諸病
荊芥薄荷
諸咳嗽病
五味爲君痰用半夏喘加阿膠不拘有熱無熱少加黄芩春加川芎芍藥夏加梔子知母秋加防風冬加麻黄桂枝之類

諸嗽有痰

半夏 白朮 五味 防風 枳殼 甘草

諸嗽無痰

五味 杏仁 貝母 生薑 防風

寒喘痰急

麻黄 杏仁

熱喘咳嗽

桑皮 黄芩 訶子

水飲濕喘

白礬 皂莢 葶藶

熱喘燥喘
阿膠五味麥冬
氣短虛喘
人參黃芪五味
脾胃困倦
人參黃芪蒼朮
不思飲食
木藿二香
濕熱諸病
黃芩瀉上焦黃連瀉中焦黃柏知母防己瀉下焦

下焦濕腫

防己龍膽為君甘草黃柏為佐　余謂加半遂半分佐以蒼白二朮尤妙

兩半字不解原本因改不改

腹中脹滿

厚樸木香　余謂當審虛實

腹中窄狹

蒼朮

宿食不消

黃連只寔

胸中煩熱

梔子茯苓

胸中痞塞

寔用厚樸只寔虛用芍藥陳皮熱用黃連半夏寒用附子乾薑

六鬱痞滿

香附撫芎濕加蒼朮痰加陳皮熱加梔子食加神麴血加桃仁

諸氣刺痛

只殼香附加引經藥

脇痛寒熱

柴胡

胃脘寒痛

草蔻 吴萸 余謂非加桂附薑不可

少腹疝痛

青皮 川楝

臍腹疼痛

此處是熟字

熟芐 烏藥 余謂須分寒熱虛實治之

芐音戶 即地黄也

諸痢腹痛

白芍甘草為君當歸白朮佐之先痢後便黄柏為君地榆佐之先便後痢黄芩為君當歸佐之裏急硝黄下之後重加木香藿香檳榔和之腹疼用芍藥惡寒加桂惡

熱加黄芩不疼芍藥減半

水瀉不止

白朮茯苓為君芍藥甘草佐之穀不化加防風（余謂此乃寒中陰分非溫補不能見功加桂附薑芍藥方妥）

小便不利

黄柏知母為君茯苓澤瀉為使（余謂此症有因陽氣下陷而不通者當用補中益氣湯一劑而愈）

心煩口渴

乾薑茯苓天花粉烏梅禁用半夏葛根（余謂虛加人參亦可）

小便餘瀝

黄柏 杜仲
莖中刺痛
生甘草梢
肌熱有痰
須用黄芩
虚熱有汗
須用黄芪地骨知母
虚熱無汗
丹皮地骨皮
一切氣痛

調氣香附木香破滯青皮只殼泄氣牽牛蘿蔔助氣木
香藿香補氣人參黃芪冷氣草蔻檳榔

一切虛痛

活血補血當歸阿膠川芎甘草涼血生地破血桃仁蘇
木茜根元胡郁李止血髮灰棕炭

上部見血

防風丹皮薊草天麥二冬為使

中部見血

黃連芍藥為使

下部見血

地榆為使
　新血紅色
生地炒梔子
　陳血黑色
熟地黃
　　以上五十四種
陳藏器諸虚用藥凡例
　虚勞頭疼復熱
枸杞葳蕤
　虚而欲吐

人參

　虛而不安

人參

　虛而多夢紛紜

龍骨

　虛而多熱

地黄牡蠣地膚子甘草

　虛而作冷

當歸川芎乾姜

　虛而見損

石鍾乳粉不製人淋冷白棘刺蓯蓉巴戟

虛而大熱

黃芩天門冬

虛而口乾

麥冬、知母

虛而吸吸

胡麻覆盆子柏子仁

虛而多氣兼微咳

五味子大棗

虛而不安

龍齒沙參紫石英

虛而身強腰中不利

磁石杜仲

虛而多冷

桂心吳萸附子

虛而勞小便赤

黃芩

虛而客熱

地骨皮白水黃芪

虛而冷

加隴西黄芪
虚而挾痰復有氣
生薑半夏只實余謂須佐以補氣葯
虚而小腸利
桑螵蛸龍骨鷄脞脛
虚而小腸不利
茯苓澤瀉
虚而溺白
厚樸
髓竭不足

生地 當歸

肺氣不足

天冬 五味子

心氣不足

人參 茯神 菖蒲

肝氣不足

天麻 川芎 [illegible]

脾氣不足

白朮 白芍 益智

腎氣不足

熟地遠志丹皮
　膽氣不足
細辛棗仁地榆
　神昏不足
硃砂預知子茯神
共二十九種

醫葯家棖卷二

新城王　銓松舫

醫方因病分類歌

中風

中風之症自古爲然河間主火丹溪主痰主氣之說更有東垣三子之論原可並參離之則失合之則全總以驅風爲主兼治火氣與痰祛風宜先活血血行風自難纏風痱則四肢不痛風懿則奄忽不語若痺症則陰先受風寒濕三者相兼中臟滯竅便秘失音中腑之症癱瘓半身血脈風乘口眼喎而別無他恙經絡風入四肢

癈而言語不閒中臟之葯大黃為君厚樸只實生甘草木通牙皂瓜蔞仁山甲防風並入菖蒲蘇芥並陳此方可備參攷臨症時須審其虛實新久用之若夫中腑何葯可行用蔴黃而微汗添星夏與活風餘與中臟同品俱用薑竹引經血脉之風宜煎四物紅花香附陳皮只殼亦堪並入治口喎與眼邪用皂角而淨肉五兩秤來調和陳醋左塗右而右塗左俱在手心茶一碗而水一盅熱熨手肉半身不遂亦分左右左用四物桃仁紅花竹瀝煎右用四君君星夏殼陳薑汁佐左癱右瘓亦有神方蒼芷桑皮甘松節浮萍以上各一兩川芎苦參當各半兩麻黃半觔熬膏最妙熬膏方用

遁極效間日一服調酒尤良數月手足郎輕快矣中經四物亦堪煎
佐以瓜仁威靈仙二活防風辛甘遂南星苓夏酒苓堪
甘遂力太猛宜慎用若是風痱身無痛侯氏黑散方最神此方為仲景所
重心中惡寒四肢重服此兩月自除根菊花四分朮減
半細辛苓蠣各三分參礬苓桂枝薑芎合同上分兩歸二桔
八防十分杵散一日服三次藥主填竅閉風門酒調忌
蒜兼肉食冷食助藥效無根

癇症

發時即顛仆口吐痰涎沫人事不能明此乃驚恐得磔
石碌砂天竺黃天麻星粉蛇含石醋煆炙透薑汁竹瀝寄合

丸丸如龍眼五丸止

中濕門

寒濕疼痛外治最高薑汁半碗米醋多調廣膠四兩煎熬成膏再入川烏皂牙皂末和肉桂花椒麝香一錢攪和和而手攤布上生薑一片擦患而烘熱堪瘳筋骨疼而白朮冲酒頓服後而燒酒再澆濕傷腎經便利腰疼附子白朮各二錢兼杜仲　錢生薑七片水一盅脾濕太過四肢腫疼腹脹喘逆氣滯不通小便赤而兼溢葶藶防己赤苓用棗為丸桑皮下每服二十最神靈諸濕腰病四肢浮腫甘遂歸陳各五錢為末酒服二錢重痿症難調似

濕非濕四肢軟弱身重滯不下床以經年不酸痛而
飲食肺經受熱其葉焦未能統攝一身氣四君梔梗味
苓冬瓜蔞通脫升麻取

中暑中熱門

中暑身熱並頭疼脈虛自汗渴煩生加減香薷堪主治
熱病相似不相同熱病初起猶無汗暑病初來汗自攻
中暑昏仆不知人香薷厚樸扁豆君甘草黃連各錢薑大
片醒來數劑要服勻中熱不宜冷物遏炒黑胡麻用一
升細末和來新汲水三錢調下即時醒

傷寒門

太陽傷寒身熱惡寒浮緊有力麻黃湯煎當夏秋而湯煎羌活佐防風而蒼芷芎添生地黃芩辛甘草葱白薑片總安然

傷寒在胃脈來数洪柴芩芎葛香白芷膏梗薑煎甘草同經汗不解脈洪大膏五錢母貳錢梔冬各錢味十粒米勺冲若是汗後仍自汗蒼朮人參更有功無汗脈浮表未解雖渴不用白虎攻大便秘而不通不惡寒而惡熱狂亂而人事不知大小之承氣可下先煎樸實至七分次納大黃分至五去渣再入葯芒硝一二沸時通口服

傷寒在膽尺寸弦耳聾脇痛胸不寬小柴胡二錢湯芩錢

半夏人参甘草各七分 棗薑煎邪氣未退参可去心中飽悶梗實添心中痞滿連只實渇甚知母石膏全若是身熱不大便邪在半表半裏閤大柴胡湯大黄實芩夏白芍一併煎彼少陰分傷寒口燥渇而不乾身不熱而欲寐脉微数而不弦惡寒倦卧手足涼添小便白而自汗利清穀而身酸附子煎湯佐参朮而苓芍並入真武稍異去人参而生薑可添

厥陰傷寒腹疼消渇身冷如氷脣青囊縮脉濇而沉桂枝煎葯三錢二分 青皮甘草共柴胡一錢三分 生薑三片煎時着

兩感傷寒六日難痊若體壯而感淺大羌活而湯煎二錢

半獨活防己芩連地朮毋芎各二錢辛方可傳

傷寒結胸有二方名傳大小陷胸湯小陷連三錢夏六錢瓜蔞煮大陷黃硝各二錢甘遂六分良甘遂不可多用只用半分足矣

傷寒裏熱飲水過多頭有汗而身無汗黃疸發而小便濁不利也湯號茵陳去梗一兩大黃五分山梔十枚調井水五苓號散二苓朮各五錢瀉兩桂枝六錢羅

傷寒汗吐之後滿悶虛煩不眠顛倒懊憹心不快躁熱沸鬱氣不宣梔子豉湯水煎服如嘔加薑橘紅添

百合之病亦屬傷寒不行不坐不熱不寒服葯即吐如見鬼顏如味羌活之湯參夏柴芩百合更入青皮之葯

知草茹米薑藍
至於越經之症心下不疼身無往來寒熱便無泄瀉欬
壅神昏不語渾如醉此乃邪熱入心經克金上逼肺瀉
心傷可庸梔滑犀冬知薑棗苓連芩甘草地黃生
傷寒陽症極似陰熱渴至厥逆難伸此症難愈間有用六一順氣湯而愈者
若是陰症極似陽四逆湯中加人參
傷寒汗後語言狂發熱發躁虛極當人參一兩水煎服鼻
尖額上微汗良

傷寒雜症

傷寒之症感冬寒惡寒發熱腰腿酸浮緊無汗傷寒症

浮緩有汗風內煽寒用麻黃枝杏草湯麻黃風用桂枝芍藥甘桂枝湯生薑大棗微微汗汗後不宜冷物餐又方加味香蘇散兼治傷風與傷寒紫蘇香附生甘草荊芥艽防芎少添荊子陳皮薑片煎微覆似汗病自痊頭疼若甚葱白活惡風自汗桂芍添溫暑加朮不用桂停食葡子麥查兼口渴溺濇木通茯喘嗽梗杏胡用前鼻衄吐血生薑去芎地參丹皮亦丹便秘葡子煎只殼咽痛桔梗共亂粘口鼻氣冷肢逆冷肉桂之中薑用乾挾暑黃芩共知母時行疫癘蒼朮添乾嘔熱咳有水氣茯苓生夏總安然梅核氣症喉有物吞不能入吐更難桔蘇二

梗堪秦效臨症猶須仔細看婦人經水適來候當歸芪
王參着丹産後加薑宜少散体虚益氣補中兼補中歸
术陳皮是柴胡升麻各半錢更加參芪與甘草分兩 加
倍妙方傳

温病熱病

冬時感寒伏至春春風感觸病名温春猶不發延至夏
夏熱感觸熱病臨頭疼發熱口乾渴不惡寒風另有因
柴葛解肌芩芍草丹皮二母地生吞

冬温

冬令應寒反不寒衣單被薄冷寒添表寒内熱冬温症

散號香蘇清藥煎 方見傷寒雜症

時行寒疫

夏秋之際冷寒生名曰寒疫感非輕更有一症非寒疫
當暑貪凉偶中風名為感冒頭疼熱加味香蘇主同治

濕温

濕温亦在夏月間頭疼發熱語言譫身重腹滿煎自汗
兩脛逆冷濕氣添傷寒脛冷臂亦冷此症脛冷臂不寒
若用汗藥名重暍白虎蒼朮湯可煎

風温

若夫風温更有殊欲眠身重語言無四肢不收鼻息鼾

湯號萎蕤石膏拔白薇乾葛防羌活杏草川芎青木伴

風濕

風濕發熱亦惡寒脈細身重轉側難頭汗自出不嘔渴桂枝加附子湯堪桂枝湯中加附子一劑冲脈病自痊

方見傷寒雜症

瘟疫門

蝦米瘟用十神湯芎芷蘇陳與麻黃香附芍藥升麻草中滿只殼加葱薑又方羌活蒼朮煎各二錢藥同為君人中黃大頭瘟症在高巔頭頂腫起頭項並此症多從耳根起大黃羌活黃芩煎此方固然不如重用解毒之品更加頭頂引藥為上

傷風門

頭疼、噴嚏發熱、惡寒、見微風而即怯，得稍汗而即痊，羌防蘇附芎朮草各錢二，葱白薑煎、茯苓難（恐其引邪入內）

斑疹

發斑之症四種殊，一曰傷寒一溫毒，一曰時氣一陰症
臨症還須細觀聽，傷寒發斑有何因，誤吞熱藥邪內侵
當汗不汗下不下，發為斑疹真可訝，紅赤胃熱紫尤深，紫
黑胃爛無須論，斑出脈宜洪大寔，身溫足煖方可治
若是沉小四肢涼，元氣微弱逆候當，凡治斑疹不宜汗
汗之益增斑潰爛，斑疹不宜早下攻，下早內陷毒難清

熱勝煩渴用何藥銀花解毒真妙妙銀花連翹石膏吞元參冬葛並相臨銀花參冬非重用不可即用至三四兩亦無害防蘇發表辛白芷荊皮甘草堪相值溫毒發斑治無難咽喉腫閉亦能痊銀花湯中甘桔益萬年之青亦堪便射干馬勃暫時捐熱甚亦可並相參陰症發斑寒伏下無根火上胸中結上薰於肺發點斑如蚊蚤咬實非斑附子理中湯可用此法嘗經用過效驗異常然須辨清陰陽方可冷服引火功偏勝凡遇此症一切寒涼之品宜慎用之如犀角黃連之類

瘧疾門

先熱後寒者先得於熱先寒後熱者先得於寒單寒不

熱者外感必重單熱不寒者内傷之緣少陽膽經之分
半表半裏之間陽氣行過其經激而成熱陰血流過其
處積而生寒寒熱交作之際瘧母因而結焉無汗以散
邪爲主有汗以正氣爲先散邪湯用芷川芎白芍麻黃芥防風紫蘇羌活葱薑草
夜露一宿早服冲
正氣湯中前柴胡芎芷檳榔草菓茯青皮芍各一錢桂苓
冬草各八分薑棗煎來汗自除
柴苓湯治身發熱半表半裏少陽尋陰陽不分四君子
胡苓澤桂夏苓吞薑棗煎服應見汗若是汗多桂中尋

消暑宜用香薷飲扁豆黄連樸草君痰盛売紅川貝母
桑皮粉梗草黄芩
氣虚四君苓莫用大劑芎葯治熱寒黄芪雖補不可雜
補表太過邪内纏血虚四物白芍倍炙草大棗佐之堪
惡瘧之母脇下深藏非煎劑所能愈用鱉甲以獨當煎
以治痰浮石芥夏佐以克食查菓檳榔青皮香附以開
氣白朮陳皮助脾良爲丸須用酒麯人參柴胡引湯
久瘧不愈單用常山剉碎酒浸一宿瓦器焙乾研細爲末
每服二錢一盅煎半五更可餐用此可愈十之八九
又方甚妙婦女莫看知母貝母檳榔常山水酒各盞一

盅可煎至五更而始服面東壁而無言

增補瘧症門方

溫瘧脈本如平人無寒但熱疼痛頻骨節疼營衛不通邪氣格但從陽發不入陰白虎加桂通營衛陽（陰）和解汗通辰即白虎湯加桂枝少許

寒多熱少牡瘧名牡蠣蜀漆散為功陽邪從陽入心地吐去結伏蕩然清龍骨鎮心除伏氣雲母安臟補虛空二味更加蜀漆藥等分漿水吐時輕去雲龍加麻四兩蠣四兩草二兩牡蠣蜀漆湯得名先煮漆麻去上沫納藥煮二服一升如不吐再服一升

窠

内音纳

柴胡去夏加栝蔞瘧病發陽此中求柴胡黄芩治木火人參甘草胃土留薑棗發越栝蔞潤勞瘧頻類亦可休日二服

月盡不差鼈甲煎炙十二片諸药全烏扇三分黄芩三分柴六分鼠婦三分乾薑三分芍药五分桂枝三分丹五分大黄三分葶藶一分石葦樸各三分紫威三分瞿麥二分夏參各一分䗪蟲五分阿膠八分三分蜂窠四分採蜣螂六分赤硝二錢分桃仁丸二分先用竈下灰一斗清酒一斛五斗煎酒浸一半添鼈甲粘爛如膠取汁堪再内諸末煎如漆如梧桐子拈為丸每服七丸日三服皆可治

附選用三方

桂枝黃芩亦號湯和中發解用之康小柴胡湯加配合
白虎加桂並一方
和中畧施攻裏功人參柴胡引子逢小柴去夏加歸芍
更入川軍爲末同每服三錢水一盞生姜三片七分中
紫樸湯中獨活芩蒼朮半夏皮用陳茯苓藿香各錢足
生姜三片草三分發日五更服氣弱加參朮食不克加[illegible]神麯麥芽山查

附備用加減之方

諸瘧必用之劑二朮柴胡之湯湯中葛根橘七分草五分臨
症猶須酌量一日一發在陽分加芩苓夏一錢當熱甚頭
疼芎石膏各一錢口渴知膏麥門凉各一錢午後夜發在

陰分芎歸芍藥熟地黃各錢茵絲花分皆酒炒
提在陽分截之良日夜各發氣血竭人參黃芪茯苓各壹
錢
商補血更加湯四物有汗無汗辨陰陽汗多參芪白
朮斂無汗柴蒼芩葛良若夫陰虛汗多歸朮地黃兼芪
柏陰虛無汗柴蒼升芎紅花當或因服截傷脾人參芍
藥用酒炒或因傷食成痞三稜枳實連用黃芩是痰壅
星夏薑枳之中芩連並用若用截法常青芩梅之內更
入檳榔

泄瀉門

凡瀉多寒而少熱凡痢多熱而少寒寒熱因何而辨小

亂

便赤白可看更攷於脈洪数熱沉遲寒寒瀉者腹中作
痛君肉桂朮附同煎茯苓乾姜草用炙皮用陳而棗用
三霍乱水瀉後脈亦變数小便短少而赤切勿認作熱用温藥冷脈自愈
瀉亦有熱舌燥口乾腹疼而小便赤瀉臭而色斑爛生
芍為君茯苓山查為上相麥芽克食黄連只草備微員
直腸自下洞瀉名腸白朮為君訶子肉煎同五味粟殼
為佐杜蠣粉能葆真元加桂附更善
每朝溏瀉属於脾白朮姜草苓棗宜久瀉腰疼属於腎
杜仲参朮苓訶問瀉時兩脇疼不休名曰肝瀉因怒愁
大劑白芍二朮佐青皮苓樸草中求純熱梔連連翹佐

純
寒桂附薑棗收少壯宜攻老宜補脾胃調理自無憂
凡大便瀉水小便短閉腹中絞疼腸鳴不止瀉久口
燥作渴飲冷治者往往因其大渴飲冷即以涼寒劑
投之無不立斃亦有因其小便短火專以利水之品
治之輕者容或可瘳重者雖不為害而躭延特甚斷
無一愈蓋其因寒在下涸冷如冰不急以溫煖釋之
何能回元陽於頃刻余每遇方書亟為批示惟王勛
臣之急救回陽飲寔獲我心不能不表之以質來學

痢疾門

赤者血之損白者氣之傷血氣並傷則相雜脾家受傷

更兼黃灰壓涌水皆死疵孔人脣朱命必亡久痢氣虛
休妄補黃芪升麻送死方若用黃芪發臟脹升麻小便
秘難當
初痢腹疼食積不少大黃君而樸寔臣檳榔漆而莪蒁
炒
初痢後重受濕已多蒼朮君而黃連佐木香使而檳片
羅
痢之赤兮當歸黃連佐兮麥芽肥用桃仁兮山查佐甘
草煎兮血有歸
若白痢兮君木香陳皮兮厚樸裹朮苓兮神麯良麥芽

白芍分甘草芳
更赤白分相雜當歸木香為主餘藥臨症再添不可胸
有成竹赤久不愈煎四物加榆五味烏梅煮白久不愈
四君煎肉菓桂訶姜梅伍赤白相雜久不愈人參當歸
加芍主烏梅粟殼炙草煎大棗煎湯溫時服腹疼只殼
厚樸臨後重滑石藥中煮
經年不愈痢名休息主四物與四君並烏梅而入劉肉
桂草菓末細研大棗去核熬膏易姜汁為丸空心服米
湯送下百丸是
噤口毒痢最難調山藥細茶人參熬石蓮黃連菖蒲使

茯苓水煎生姜着隨吐隨飲終不吐一二服時即可瘳
汗後之痢易爲功甘草烏梅粟殼同若是瘦痢多寒熱
蒼朮一兩 水三盅煎至二盅將渣去更添羌活與防風
芍藥芩連人中取葱根姜片煎一盅

痢多因濕熱蘊滯而作不可驟補間有經久不愈及老年氣血兩虛者以烏梅粟殼澁之或以禹餘赤石固之尚可余治此症即遵上諸方投之多有取効誌之以貽來學尤望諸君子出所長以補其不及云
治痢惟喻徵君有逆挽之法亟推活人敗毒散一方
方用人參二活二胡只殼川芎苓梗各一兩草減半

為散水煎二錢餘生姜三片此方治瘟痢寒熱多而
頭疼者最妙
增補痢疾門方　金匱
白頭翁湯君白頭四兩連柏秦皮各三兩四味求用水七升
煮取二去渣溫服一升留
香連之丸二味全四兩木香廿兩連石為細末丸糊醋
裏急後重三十九米飲送下
倉廩湯為噤口方毒氣衝心止吐良即是活人敗毒散
各等粗末加陳倉每服五錢姜三片一盞煎七分時時
米溫服
犀角丸為諸痢丹凡痢服之無不瘥苦參連柏歸犀角

各等為末製丸鮮忌粘滑油膩生菜

休息之痢日夜頻黃連名丸配合匀下血黑如雞肝色

柏一兩半連二兩半羚角一兩半赤苓半兩右細末蜜丸姜蜜下

每服二十丸暑日用之尤安然、

咳嗽門

咳嗽一證頭緒難明諸賢各鳴已得棼然鮮所會通閒嘗讀嘉言之論允堪為醫學之宗其言內外合邪本分寒熱、皮毛肺之合風邪外入則寒生脾胃肺之根冷食內積則寒滯此則形寒飲冷之名小青龍之方最利也至若熱邪素蘊暑濕外侵內外相合煩咳難禁宜用辛凉解散五苓天水問津青龍變而白虎須知變化從心更若雖無内外之合而有上下之侵相火從下而上挾君火以克肺金必須比例以治豈可陳陳相因尤其甚者燥之為害其害更深或因汗吐過而津越或因瀉利久而亡陰或精髓耗竭不充於骨或精血衰少不養於筋以至咳無止息乾燥如焚此時宜亟補其精水亟生其液津不然咳不止而出白血者死豈非燥火勝而血色盡化從金也哉

更讀嘉言之續論益令人曉然於中金匱敘咳嗽於痰飲之下知支飲之為害無窮凡人孰無支飲而為害顯

判重輕支飲揪於膈上位與心肺相併動心則煩不已
動肺則咳自生上焦之陽遏處則痛下焦之氣逆而上
衝遇此無論新久皆用十棗成功
大青麻桂甘杏仁生姜大棗石膏臨小青無杏加芍味
去膏用夏佐細辛
十棗芫花遂戟良各等秤來爲末膏大棗十枚煎湯沸
冲服一錢自不妨
五苓猪茯二苓合白朮澤瀉桂減分加參此湯名養澤
暑濕爲病此方真
天水即是益元名雖蘇之散薄荷併加黛少許名碧玉

熱病何能解
知母石膏粳米甘白虎明（名）湯治最鮮人參白虎名何起
白虎湯冲人參添
外束風寒散名華蓋麻黃紫蘇杏仁桑白赤茯橘紅一
錢是賴甘草五錢姜棗莫外
風寒之症散號參蘇人參蘇葉陳葛前胡枳夏茯苓八
分同上木香甘桔五分無殊五片姜分二枚棗水二盞
分一盞服
若是咳嗽熱內燔瀉白散煎金花丸加減瀉白用何葯
桑地二皮真炒妙陳皮青皮甘樓臨黃芩知母各七分

食後
服
水煎、金花半夏星寒水天麻黄、用雄白麵為丸小豆大
煎、湯浮起生姜庯蒻丸下湯煮、浮起為度撈出用生姜湯研丸送下
傷燥之咳氣逆血腥杏仁葡子丸堪用清金潤燥天門同
鳳髓之湯亦堪取面目浮腫蜜酥同
杏仁葡子蘿蔔子各一兩右為細末粥糊丸每服五十白
湯下此方最妙世間傳
清金潤燥天门冬半一兩百合前胡赤茯苓桑皮桔貝生
地夏杏仁紫菀防已蓮以上各七錢半煉蜜為丸桐子大每服
二十姜湯沖日三服

鳳骨之湯炮製最善牛髓一觔白蜜減半胡仁杏仁薯
蕷相贊密髓二味硃鍋沸熬瀘渣入瓶三味同著封口
湯煮一日已足每日清晨一二匙服
内傷之咳治貴相參氣逆理肺鬱甚舒肝火盛壯水金
虛補土食積和中房勞補下上焦虛寒嘔吐沫涎若云
治法温肺湯煎上中兩虛云何以治加味理中服之最
的三焦俱虛加味三才如此云治豈不善哉
温肺陳皮半夏姜白芍肉桂杏仁當各一錢五味細辛甘草
共各四分添膠去芍方亦良
加味理中果何湯五味細辛半夏姜四君加陳引用棗

三錢每服命堪昌
加味三才天地人天冬生地並人參三焦俱虛宜用此
水煎可服等平分
若是咳因傷腎自然氣逆煩冤咳則牽引腰疼痛地黃
湯中五味添水飲與內寒合作腹疼更下利難堪此屬
於寒者是必須真武湯煎與肺燥熱移大腸者有別
六味地黃牡丹皮茯苓山葯山茱萸更添澤瀉成六味
水煎溫候食前吃
真武湯見傷寒門
參之九自 干營衛虛甯肺之湯治最宜虛勞五味黃芪散

麥門冬飲自無歧若是心火來刑肺人參芎歸湯可施
乾嗽無痰熱內熾四物桔梗湯開提傷酒熱積名瓊玉
色慾過度八味滋上半日咳在陽分湯名白虎宜用之
下半日咳在陰分四物芩連湯更奇人參養肺治肺痿
人參清肺溢法居久嗽宜溢聲音不出訶子散要能臨症審
端倪
寗肺四物煎四君五味阿膠與麥門更入桑皮蘇五葉
姜三水二八分吞
五味黃芪散最靈四物之內去川芎桔梗黃芪須重用
更加生脈甘草逢

麥門冬飲四物煎知柏桑皮火不燸麥冬五味更加入
姜棗煎湯食後餐
最妙人參芎歸湯四物之中去地黄二陳膠細同炙草
茯苓五味人參良
四物桔梗之湯四物湯加桔梗更添黄柏各錢竹瀝姜汁同用
膏名瓊玉生地十觔取汁忌鐵銀石器存白蜜減半熬
沸攪勻末入沉香琥珀各五錢更添白茯十五兩人參十二兩
棉紙十層加箬以固瓶口長流注水桑火晝夜三輪懸
浸井中半日期口換油紙必須雞犬不聞一匙溫酒調服白

湯謂服亦神
人參養肺亦可名湯膠貝杏梗苓寔柴桑生脈去麥粉
草棗姜食後服
鍾乳養肺湯名最吉鍾乳白英另研如米三兩桑皮桂
心味子麥冬人參款冬紫菀二两各秤粗末煮食姜五
棗一粳米少許每服四錢服在既食
訶子散治嗽失音訶子通草各錢半並杏仁一錢姜三棗一
水二盞煎至八分食後呑
症中惟咳嗽一門最難施治嘗於諸名家方中博為
採擇其中多雜而不純其言說亦迄無定見惟喻嘉

言先生獨能窺内經與旨由一二語中細繹出千變萬化妙用其中為寒為熱為虛為寔了然心目其續論更能補出支飲一層尤屬獨具隻眼所謂開門見山撥雲見日者此也嘉言先生能闡内經之所未盡後之君子更能由其言而比類之則尤善矣

痰飲門

蓋嘗思胃為水海飲入散精上輸於脾潤肺通靈下輸膀胱四布水精灌溉臟腑五經並行若不四布停蓄變生其飲有四式辨其名後世五飲之說謬水走腸間瀝瀝有聲謂為痰飲水停下行水流脇下咳唾引疼疼欲為懸飲水

害旁通水流四肢汗少身重厥名溢飲水灌皮中倍息
短氣其形如腫頻頻咳逆支飲得名四飲不去留飲之
稱深藏密固伏飲堪驚偏弦為飲雙弦寒生沉弦懸飲
急弦支成沉急緊數皆帶弦字 飲證以名伏者可尊留者可
攻再一因循百藥無靈
胸脇支滿目眩湯用苓桂朮甘茯苓伐腎邪以滲水道
桂枝和營衛而使陽與白朮燥痰水以除臌脹滿甘草
能下氣以除滿煩 以其得茯苓也
若短氣則有微飲通小便以利門關桂苓朮甘可治薰
用腎氣之丸苓桂朮甘通陽氣而治呼氣之短腎氣丸

葯通陰氣以治吸氣之難二方皆利小便仲景之秘堪傳

溢飲之症經絡塞壅發汗散水營衛能通大青龍湯雲雨堪行小青龍湯滄海奔騰煎用同可小者更靈

懸飲在脇脈見沉弦十棗雖峻急用莫延留結腸胃遂夏湯煎脈伏欲利心下續堅留飲欲去此方可痊即甘遂半夏湯甘遂甘草相反無嫌留戀其葯白蜜同煎製方之妙自此神焉

支飲嘔而不渴方用小半夏湯若是卒嘔心下痞膈間有水眩悸當小半加茯湯最妙去水伐腎心安康飲去

挾虛氣塞滿茯苓名飲最為良
支飲若從下奪最好澤瀉之湯支飲橫於心下每阻升
降之陽利便以泄支飲陽升風火自降火動風生多患
胃眩此方不治其胃眩但利小便
自愈其妙如此
小兒慢脾風症痰飲阻塞之時若問當用何藥崔氏八
味丸宜老人腎虛水泛崔氏八味攝之苓桂朮甘湯可
傳苓四甘二桂朮三煮六取三分三服小便利後自安
然
甘遂三枚芍五錢一根甘草如指然十二夏粒湯和蜜
甘遂半夏妙湯傳

十枣湯 見咳嗽門

大青龍小青龍湯 俱見咳嗽门

小半夏湯半夏姜水七取一分温良加入茯苓更有益

小半加茯更名湯

五苓散 是咳嗽门

外臺茯苓之飲四君去草得名參朮苓各三兩生姜四兩為鄭枳二橘皮三兩半水六取一要服温

患此症者十人居其八九余治一陽瘦症按其脈沉弦而稍滑症冲驚悸心下痞結如見鬼狀審其為痰飲所致阻其胸中之陽不能下降急以驅痰藥投之

脈月餘而諸症俱愈知痰飲之為害其狀百出惟在
診脈時尋其端緒耳

虛勞门

虛勞之門其虛多瘀血傷則內熱必生耳內蛙聒蟬語
五心熱焚呼吸不利營行日遲衛行日疾營血而(為)衛氣
逼催外脫而吐衄並劇血既失亡云胡不死又若勞之
之極血瘀不行不脫於外但瘀於中氣過其處變為熱
蒸微汗方解瘵病以成
更攷越人之論虛而寒襲則損其陽一損損肺皮聚毛
傷二損損心血脈枯亡不能榮養臟腑三損損胃飲食異常不為

肌膚虛而感熱陽盛陰傷一傷傷腎瘦不起床二傷傷肝筋緩不強收持不能自三傷傷脾飲食爲殃不能消化自上損下過胃難爲自下傷上過脾即亡即知越人更深金匱轂入少而精血不生必節勞而補之以味補味之法何建中之湯為最更攷丹溪之論主用四物知黃寐屬陰寤屬陽寐時汗出盜汗難當降屬陰升屬陽氣不下降陰虛者氣不降痰涎上揚四物知柏補陰抑揚但川芎上竄堪虞非虛火短乏所宜服地黃泥膈太甚非胃熱食少所能當知柏雖能滋陰而辛寒每燥而損血雖曰降火而入心恒增氣助

陽以味苦先入心也何若愈徵君之加減得宜俾後人得所依擬苡仁百合桑白二冬地丹兩皮枇杷味子棗仁用獨佐以童便更佳生地用鮮更入藕乳二汁咳嗽則多用枇桑有痰則更增貝母有血則苡仁百合增阿膠多加分兩極熱則止汗退蒸加地骨亦宜多用陰虛火動之時諸藥用之最利譬如人當溽暑伊鬱之餘商飈動而炎歊如失矣人多百病最甚虛勞百脈空虛用粘滯之物以填實精血枯涸添滋濕之品以濡焦人參黃芪二冬地枸杞五味各煎膏更有熬膏之法童便煎熬青蒿地藕乳汁薄荷汁合和霞天麋角膠有霞膏方天湯化一匙溫時服如欲

行瘀大黃着元明粉桃仁泥韮汁皆可止血入墨行痰滙降火童便最為高

呼吸少氣懶出言面色㿠白動作難陳皮桔草各半两麥冬人參各三錢更加五味廿一粒共末油餅浸為丸如豆子大每服一丸噙津下補氣丸名製法鮮

勞久嗽血並咽疼此下傳上啞無聲若是脫精並濁溺為上傳下皆死徵

男子傳尸有可徵腎心肺肝脾以終女子傳尸亦有序心肺肝脾至腎宫心陽腎陰宜辨治由臟傳腑難為功

傳尸伏尸皆有蟲乳香薰手自分明 仰手覆帛薰良久
手背長毛寸許生白黃可治紅非易青黑即死難為功
亡血失經有妙方桂枝龍骨牡蠣湯若是虛極熱汗出
桂枝可去急回陽白薇附子三分足名曰二加龍骨湯
失精悸衄腹中疼口燥咽乾小建中虛勞裏急諸不足
黃芪建中湯最靈 二湯皆建其中氣俾食進而生血生精一復其陰之不足但嘔家不可用
此益甘藥多令人中滿
橘皮砂仁行之可也
虛勞日久百病生生氣生風內藏空祛風兼補何方治
薯蕷之丸自有功
五勞七傷 五食傷憂傷房室傷飢傷勞傷經絡營衛氣傷 之病內有乾血蓄

焉緩中補虛之法大黄䗪蟲名丸凡此症肌膚甲錯兩目黯黑者是
入瓊玉更妙此症須宜日餐更有百勞丸藥亂没當歸
各錢蝱蛭同用十四參二錢黄[illegible]錢桃添十四粒作一服以收頓快
千金炙草之湯亦名復脈之方治諸虛汗出而潤表熱、
内來難當表熱夾其陰虛單治陰虛非是汗之有恐傷陽此方
得汗脈出熱解快然、無傷鬼疰一門相染獺肝之散尤
良
内傷元氣勞倦仍胃脘之陽不能升心肺之氣中焦、陷
補中益氣湯有功方中升柴添少許左旋右轉胃潤通

若是陽氣未陷下升舉陰氣轉為凶陰升必干犯陽位
丹溪之法治陰虛補陰丸四物加黃知湯氣若下陷東
垣法補中益氣火若上升遵丹溪
若是陽虛遵用和嚴姓芪附參附二湯多虛勞失血宜用
此龍雷陰火治無訛
甘草大棗芎藭姜桂枝龍骨牡蠣湯去桂更加白薇附
各三分二加龍骨亦湯方三分服
天雄之散何治上中二焦陽虛天雄以補其上三兩白朮
以固中都八兩桂枝以行營衛六兩龍骨以固陽離三兩若去
桂枝加薇附中下二焦亦可施中下二焦虛陽欲脫

金匱小建中桂甘三兩逢節重加倍大棗十二零生
姜添二兩七升煮三升再入膠飴化日三服有功炙芪
若加上黃芪建中名
金匱薯蕷亦名丸薯蕷當歸地黃乾桂枝神麴豆黃卷
用各一錢配合金麥芍朮杏防風六分柴桔云苓各半
錢參膠七分川芎使六分大棗百枚煮泥蜜和丸三錢重每服一丸空
腹酒服白蘞二分更加入百丸為剤類仙丹
金匱大黃䗪蟲丸黃芩二兩甘草三桃杏之仁一升取
芍用四兩軍一錢乾漆一兩地十倍蛭䗪蠐螬酌用堪
蜜為丸小豆大酒

更攷千金炙草湯為君一觔生地黃人參阿膠各二兩
甘草炙四兩桂枝加生薑各三兩麥門麻仁各半升棗三十水酒
各用八盅量煮取三盅入膠化每服一升日三嘗
人參養營白芍君一錢五分參陳芪桂心當歸苓朮草炙以
上一錢足地味茯苓八分薑棗水煎溫時服遠志五分
使入心此為心脾二臟之藥關於虛勞最切
勞症體虛變骨蒸保真之湯服有功生熟二地歸芪入
更用四君五分同地陳二皮柴芍味知柏天冬共麥冬
以上一錢無須減蓮心減半薑棗沖
降心火以滋腎水三才封髓之丹天地人各用半兩柏

三兩砂仁二兩甘草七錢半炙麵糊為丸如桐子大每服五十丸茯苓半兩酒浸一宿次日煎三四沸去渣食前送下

他若亡血多而形槁滑泄甚而食難生血養氣之藥卻名天真之丸羊肉十觔去脂膜煮下藥末爛為丸茯苓十兩歸十二天冬一觔酌合全四味為末肉內縛燒酒四瓶煮合乾再入水煎候糜爛更將參三兩朮二兩黃芪五兩添糯米焙乾和作餅前後藥末共為丸梧子大每服三百溫酒下一日三次自安然

麥煎之散最妙統治室女少男火盛灼乾營血肌熱盜千廛延蓋胃家血乾熱熾大腸乾燥惟艱婦人風血為

病四肢攻痓難堪赤茯歸軍柴石膏地黃朮草使常山爲末各用一兩小麥五十水煎虛汗加麻黃之節分兩亦可同前更入人參助胃日日每服三錢

東垣醫學本堪宗補中益氣湯最精黃芪爲君用錢五參草一錢歸朮併柴升陳皮分各五益胃升陽另有名益氣湯中添苓麴錢五分每服少許即通靈

氣血陽弱治無歧嚴氏芪附湯可施黃芪各等分附子若是陽虛氣喘急自汗益氣頭暈昏參附之湯能醫此人參半兩附子一兩一分作三服生姜吞

余每遇虛勞之症初見端時即防其血痺每以滋陰

行瘀補味調中之品施治多有取效及其營衛失調逼血外出或吐或衄急以十灰散澁之其陰虛陽泛者以清潤之葯濡之如二冬丹地阿膠杞五味之類飲食减少者則建中湯之類其陽虛汗多者以芪附參附之湯温補之其陽氣下陷者升提之其濁陰上泛者降下之如是而已反閱喻徵君虛勞病論始知其中變化縷析條分各有論斷使學者一目了然、問津有自使能於臨症時逐一體認則案頭諸方皆活命神丹也豈不鑑歟

又按陽常有餘陰常不足二語以平人而論陽常居

十之六七陰不過十之二三及其即病陰虛者十之七八陽虛者不過十之一二故用清凉濡潤滋陰之品多有取效温補之劑每多不受然至於陰虛劇而陽無所附孤陽亦必至脫不急以回陽藥救之命斃頃刻矣況陰無陽不生不補陽而陰何以復乎是在業此者細辨其陰陽耳

汗門

自汗肺兮盜汗心盜汗君兮麻黃根茯苓麥冬兮是主人浮麥牡蠣如客賓自汗兮君味參佐使兮與前因若有痰兮去味參誤用姜兮汁淋淋

與鬼交兮夢遺精牡蠣兮與金櫻石蓮肉兮麥門冬黄連神志兮心火清人參白朮兮補虛空加秋石兮丸最靈

骨蒸潮熱兮有何方地骨皮兮有汗良丹皮兮無汗當

此治骨蒸之初起亦治此病之將亡洗淨而熬膏最妙曬乾而為末無妨鹿脊髓恐難得猪脊髓亦可當煮爛而如泥搗為丸而達愚場

關格病

嘗攷素問反復難經關格一症深隱難明關脈寸口格候人迎關陰格陽指下分清格主吐逆關主閉癃至於

越人更有所宗脈之所主陰乘陽乘上魚溢象入尺覆名陰陽偏極其論最精聖矣仲景更立主名先攷於脈浮大堪驚浮為虛象大為寔徵在寸格症在尺關形陰陽太盛兩不能榮趺陽伏溢心脈大洪金針暗度三法堪宗仲景三大法門關格之極何由而通握樞以運求之於中漸透上下調和衛營嘉言繼作聖域已登進退黃連為貴經營進退上下默運權衡此方之妙小柴湯同小柴胡湯傷寒有功柴胡透表黃芩透中和解得法飲入胃宮胃氣之升者隨柴胡而外出胃氣之降者帶黃芩而內清然彼則表裏相解此則上下不同柴芩變為連桂姜

乾易以姜生進法則七味同煎水三茶盞煎一半退法
則桂枝不用黃連減半桂心逢肉桂五分進法葯俱不製退法俱製更煎崔
氏八味服三錢半飢服煎劑自呈功
進退黃連參夏姜各一錢五分桂枝一錢棗二嘗若治五老
厥陽火更有資液救焚湯地麥二錢皆取汁人參一錢
五分良草膠紫石寒水石胡麻各錢用自康柏仁七分
五味四犀汁二分研枯姜汁二匙茶滑石當一錢名山泉水用四
盞緩火煎至盞半剛去渣再入四汁和膠化斟出再摻末
牛黃五厘此葯一日服三次崔氏八味每朝嘗三錢
凡遇此症總以寸口盛大為格尺脈盛大為關陽實

者宜進陰寔在宜退須以進退黃連湯為主治雖方書之頭緒紛然在業此者化裁從心病變無方亦當與之無方而已

水腫門

水腫之名有五風皮正石癖分二陽結者病消症二陰結者若水侵手足陽明熱結為病消渴難禁手足太陰氣結胃中之水浸淫肺不能通調於下膀胱不能入脾不能轉輸於隣不能輸肺所謂二陰氣結也胃水浸灌表裏脾肺之權不伸然脾肺二陰雖重少陰之腎有權腎司開闔名為胃關陽太盛則大開水直下而病消渴陰太盛則常闔水

不通而患腫纏風水脈浮可證骨節疼痛惡寒本因傷
風而致從表治之宜然皮水其脈亦是外證跗腫可看
按之沒指不惡風而其腹如鼓發汗以解無難此二症皆肺病以皮毛為肺合以水漬皮間營衛不行也故治宜此若正水則壬癸自病外喘其脈沉
遲關門閉而水聚上下溢於膚皮肺腎子母俱病喘呼
轉側難支石水其脈亦遲外證腹滿不喘堅滿如石水積
胞中厥陰肝之所並擅或引兩脇脹疼漸至胃脘難免
死誤治動氣堪嗟變為逆嘔可嘆若夫黃汗脈遲而沉
胃水不行鬱而為熱外證俱腫癢水浸淫五臟俱病生
氣難存

便赤口燥飲喜涼名為陽水熱難當若是便調飲喜熱
名為陰水寒中結先喘後腫屬腎經先腫後喘胃間壅
腎為胃關不宜閉關閉必然有水積治胃五皮飲煎湯
陳苓大腹共(各錢半)桑姜(五分)腰以上腫宜發汗紫蘇羌芥
防風善便閉赤豆赤苓兼萆薢防已與車前大便不通
大黃藶腹脹陳樸查麥蓋審是陰水桂附姜若是陽水
用三黃既消之後宜建胃温腰命門用金匱金匱即是
六味湯更加桂附膝車良疏鑿檳榔及商陸苓皮大腹
同椒目赤豆羌羌瀉木通引蓋姜皮內外攻
婦人經斷後發腫名曰血臟通經用四物牛膝共桃紅

琥珀香附加五靈若是先腫後經止名水腫五皮飲送通經是

脹中有臌亦有蠱臌者中空本無物中實有物血在中若是非血即為蟲脈數有力熱內纏細而無力屬於寒寒熱既知辨虛寔痠之疼與不疼異東垣治脹用枳朮除脹消食力不虛枳朮丸中扁豆益茯苓陳皮香附使神麯麥芽共山查五穀蟲添半夏砂寒勝吳萸共姜桂熱勝黃連連翹配若薰瘀血厚樸芍醫門秘法記應牢汗出脈浮薰惡風防已黃芪湯得中防已能療風水腫芪溫分肉衛虛進白朮止汗草益土姜棗辛甘發散功

若是氣塞腹中痛芍藥收陰更有功
發表之藥越婢湯風水脈浮自汗汪一身悉腫無大熱
調和中土自安康麻黃甘熱脾陰藥石膏甘寒制胃陽
風熱之陽從此退水寒之陰一併降
皮水防已茯苓方鬼門開放水難藏風水之症為土鬱
白朮崇土和棗姜和中皮水合肺為金鬱淡滲之品易之
良茯苓易朮為主治桂枝解肌易棗姜散於外不必和於中況風在營衛觸動經絡桂枝尤不可少耶
正水為病脈見沉麻黃附子湯為君治腎若是脈浮外證
喘麻杏甘石膏湯可吞此治金水二臟之大法也

黄汗為病身体重汗出而渴狀如風茋芍桂酒湯主治
桂枝加茋湯亦同兩足自冷黄汗症假令發熱歷節名
已茋之湯金匱要藥防茋十錢居其領要三錢白朮五
錢甘草四斤生姜一枚大枣每服五錢服畢自好頻頻服之
金匱越婢風水之藥六兩麻黄半觔石膏三兩生姜十
五大枣先煎麻黄去沫入藥六升取二分三服妙惡風
加附一枚加朮亦好四兩
防已茯苓金匱方奇三兩防已一兩黄芪六兩茯苓減
半桂枝甘草二兩五味齊施六升取二分三服宜
麻黄附子金匱名湯二兩甘草三兩麻黄一枚附子先

煮麻黃去渣納藥七煎二量一日三服正水之方黃
（黃）芪芍藥桂酒湯芪五芍桂三兩當苦酒一升水加六服
後心煩且莫傷六七日時煩自解假令不解去酒良桂
枝加芪湯亦妙內加甘草二兩大棗十二枚薑三兩
散號調榮瘀血滯中化水浮腫赤紋可徵歸索榔芷陳
蓬川芎葶藶桑腹赤芍赤苓細軍桂草減半堪桴虛加
參附方可建功方中原無參附
烏鯉魚湯消腫治水赤豆桑皮朮陳各二錢葱白五莖
鯉魚一尾同煮去鹽煖胃行水先喫鯉魚次服諸味潔
府開門合用更得朮陳桑皮清理脾肺一種深心比方

為最
導水茯苓之湯專治徧身腫起轉側不得著牀但見喘
滿倚息苓赤麥澤朮三兩各具桑蘇榔瓜一兩各濟陳
腹香砂七錢半是一斗水添一盞煎取三服連連小便
自利
禹餘糧丸製最古虛人老人皆可服含石餘糧並針砂
一切水氣皆能主許學士丹溪皆云此方治腫脹之要藥蛇含石大者三兩以新鐵銚盛入
炭火燒銚紅為度取入醋中冷取出研細真針砂五兩
以水淘淨炒乾入禹餘粮三兩用水醋二升煮乾為度
取出再入銚炭火燒紅傾藥淨
石地上候冷研細末入下藥
更入羌活木香苓白蔻膝桂撫川芎大茴稜蒾加姜附

青皮當歸白蒺藜諸味為末各五錢丸如桐子服食前白湯送下三十止服藥以後鹽須忌否則發疾

血脈閉寒瘕聚病成腹中堅大見蜆丸名附子四錢鬼箭紫石之英三錢瀉桂胡索木香各二錢加檳二錢血竭三錢半另研水蛭一錢炒烟盡桃仁三十粒三稜五錢大黃酒浸一宿為末和成如桐子大每服廿零醋湯送可溫酒亦成

丸名導氣鼓脹神方大便秘結閉塞難當斷關而入新病用良蛭炒青皮而去蛭虻炒莪朮而去虻川椒則炒赤芍班毛則炒檳榔漆炒三稜去乾漆茴炒胡椒去茴香青鹽炒附子　硇炒姜牽牛炒萸吳萸桃仁炒菖炒藥皆

去留十味酒糊爲丸梧子良每服五十至七十紫蘇湯下永安康

黄瘅門

溺黄安卧瘅病以成溺黄赤者熱之驗嗜安卧者溼之徵開鬼門爲瀉熱之法潔淨府爲利濕之功此特辨名定位猶須徹底求精金匱舉内傷外感允堪爲後學法程

外感之瘅脉浮而緩（寸口）緩則瘅成浮爲風扇風濕相搏瘅而不行瘀熱薰蒸肌膚色變風淫（末疾）遇此者必開鬼门以泄熱風潔淨府以利小便也（濕熱從小便出）

若天穀癉傷寒之時陽明未解脈見為遲小便難而腹滿下無益而增歧（陽明症不宜下而此下之反增困以脈遲也）開門潔府二法此症亦不可施仲景則用和法和後下之方宜與傷寒邪高嘔（澄）逆小柴和解最奇

內傷之成亦有發黃趺陽之脈緊數堪傷尺脈見浮知為腎傷緊則脾陰受制克（肝）數則胃陽熱藏食穀則眩小便秘當胃中苦濁熱流膀胱名曰穀癉七情七傷腹如水狀不久滅亡（女勞癉忌此腹如水狀實非水也正指畜血而言故不治）

女勞之癉額黑身黃脾寒胃熱濁浸腎鄉女勞無度積久而傷小便自利大便時溏（黑色）濕熱疾趨血畜膀胱（即所）

云腹如水狀硝石礬石作散名方但取石藥之悍得以疾趨
下揚礬石能除骨髓之熱硝石能除瘀血之藏
原夫酒癉之為病也膀胱熱入氣化不行小便不利心
中懊憹積於上焦則心中熱積於下焦則足下蒸無熱
則清言了了鼻燥而腹滿吐仍更致於脈浮沉可徵浮
定吐法沉利下攻若但欲嘔中熱祇須有吐無攻更若
神昏心亂懊憹而兼楚疼此時可暫為下瀆用猶恐傷
中
若夫時行之癉濕熱交蒸更兼金（陽明燥金）三氣和成渴而飲
水黃疸等丁

金匱大黃硝石湯黃蘗各四兩梔子良枚十五用水六升

煮取二納硝更取一升嘗梔子大黃湯何異枳豉添入

蘗硝亡茵陳蒿湯去枳豉硝蘗並去用梔黃前一方治癉痞邪熱內結並膀胱俱結之重劑中一方治酒癉熱結末一方治穀癉瘀熱

茵陳五苓散最鮮五苓散內茵陳添膀胱壅熱能通利

時行濕熱自堪痊

女勞之癉猪膏髮煎猪膏八兩亂髮一團如雞子膏中煎

髮髮化為緣燥消血分小便漣漣如欲猛悍硝礬散煎

硝石礬石等分細研

小茵陳湯治發黃脈沉微細並遲當四肢身冷腰下汗

茵陳附子炙草良

韓氏茵陳橘皮湯脈沉細數身發黃、身熱、足寒、煎、嘔喘煩燥不渴此方良茵橘姜朮苓夏、共粗末分作四服嘗

湯名抵當熱瘀膀胱小便自利其人如狂（此症由太陽傷寒當汗反利小便所致）下焦、血積䖟蛭各十（箇）桃十二（粒）黃一（兩）

戴氏藿脾飲不詠能治酒癉效多多藿桑葛橘茯苓白

鷄距枳杞各蒡羅

菟絲子丸治女勞一切虛損並能消小便出血或餘瀝

添髓續絕此方高石蓮（肉）葯二兩茯苓半菟絲五兩共丸

泡每服五十朝還暮脚膝無力瓜木湯澆

齘

若是陰黃不涉虛涕唾皆黃汗沾衣荊子搗末方最善晨調井華水一匙不過五升病自愈目色漸退症瘥時

癉症發熱一清飲柴芩桑白炙草芎肝血肺氣兼能理姜三枣二煎一盅

痓病

痓掣上臂巨郢切風強之症

痓病有柔亦有[剛有]汗無汗細推詳身熱面赤目脉赤頭搖口噤背反張寒濕兩感頭項重更有三陰與三陽三陽之痓曾何若頭搖口噤屬太陽頭低視下肘膝搆手足牽引陽明綱眼目斜視兼搐音注搦音諾一手一足屬少陽大便秘結兼齘齒陽明三乙承氣湯三陽皆用小續命

芩芎甘草共麻黄人參芎藥加官桂附子杏仁並二防
若熏陽明升麻葛柴桂句藤屬太陽三乙承氣元明粉
樸實為臣君大黄又若發熱脈沉細手足厥冷冷汗汪
名為陰痓風寒半藥用附子理中湯二加防風熏肉桂
更有人參寄生佐諸風掉眩此方良
更弦痙病之脈陰陽俱緊堪徵此屬少陰非太陽之緊此也緊
實變
為弱徵知病機之欲解手足反見溫暖知病勢之難
成說本仲景
太陽發熱脈微細陽症見陰難奏功仲景遇此有神術

麻黄附子細辛逢桂枝葛根太陽藥此脈用之立見凶孤用之則削孤陽之根矣太陽若見沉遲脈自與微細大不同太陽陰血為刑滞寸口來遲血不營益陰生津為主治雨證夾陰辨自精

其脈如蛇證候凶因誤發汗陽脱形此症先見惡寒狀頭揺口噤背張弓若誤發汗陽為動不能外出入濕中湿在少陰亦如傷寒誤發少陰汗者必動其血為下厥上竭而亡陰恍似蟠龍滞泥水儘力奔迸是其徵是外多亡陽之外更有此亡陽一證汗後四末添逆冷肉瞤筋惕腰折形舌卷囊縮皆見候庸醫殺人罪莫名本說

仲景汗多不宜利小水誤施虛寔更可驚

濕熱兩停之後表裏兼治有功熱鬱則身煩燥濕勝則肢節疼金匱治法可攻麻黃白朮湯名麻黃取微汗以散表熱白健朮脾土以逐行濕中黃得朮而發泄之汗不過朮得黃而表裏之濕皆攻黃用三兩朮用四草一桂二杏仁逢取微汗

陰濕中後陽氣虛治濕常葯休妄施施之陽氣必隨濕而俱去助陽即是驅濕法桂枝附子作湯宜桂附甘草加姜棗分溫三服自無歧

風濕相搏骨節煩疼汗出氣短小便不通風傷衛陽而陽不固於外濕流關節而陽不充於經甘草附子之湯

草炙二兩附二箇桂四兩朮二兩四味陸升煮取一半一日三服
用靈得微汗朗解
中濕之症狀似中風沉而濇細其脈不同積病偶觸涎
塞心胸半身不遂喝邪可徵若作中風以治脚氣一虧
即凶
身腫發熱風濕之名久傷飲冷汗出當風麻黃四兩杏十七
粒薏半兩甘草一兩湯達右剉粗散四錢有功
清熱滲濕湯名夏月間茯苓黃柏共黃連二錢二朮各一錢澤
二錢草五分八分服因治名湯治法解二朮四苓湯何如表
裏濕邪水道驅兼清暑熱消腫滿苓澤二苓並二二朮羌

芎草梔分各等燈心一撮姜煎服

清暑益氣湯吳若升麻參芪二朮炒麯陳麥柏味葛歸
澤瀉青皮炙粉草夏月暑熱慣能侵肢節疼煩氣喘耗
自汗体重心下堅小便黃數大溏致

竹葉石膏湯妙妙專治暑熱煩燥人參冬草各三錢二
錢半夏兩石膏竹葉廿箇粳碎煎三片生姜引更好宜

明桂苓甘露飲發渴脹虛水逆時苓朮膏澤寒水石各一兩
滑石四兩　猪苓肉桂齊各五錢
子和亦以此名飲方加參草乾葛各一錢　一名藿木二香一
錢足桂心一錢去猪苓

消暑解渴水葫蘆丸名孔明五月用渡瀘麥門烏白二梅肉乾葛甘草五錢俱三兩多添川百藥煎人參二錢麵丸糊食化一丸夏月出行可度一日

風勝行痺好走遊寒勝痛痺筋骨抽濕勝浮腫着痺是蠲痺湯煎痺不留羌活行上獨活下歸芎乳木二香併海風藤共桑枝煎芪桂猶須甘草投

白虎歷節似蟲行走注疼痛諸般風松枝美酒及時煮松節桑枝因以名金毛狗脊天麻伍虎骨鉤藤海風藤五加皮共菊花煮青木秦艽桑寄生以上諸藥各一兩當歸三兩奏奇功

三消門

上中下病厥名三消病之初基先在中焦穀氣不盛胃熱煎熬形氣衰火多因倦勞津液乾涸引水頻澆中傳之症此其根苗以次傳上熱薰胸中宗氣以微灌注無功子受母累胃傳肺火更金刑心克肺飲一溲二竭絕水精三日而死死陰得名更致末傳由胃傳腎小便如膏少腹熱悶飲一溲一腎消更甚再致於脈心自分明趺陽候胃寸口候胸寸口浮遲虛勞可徵浮則陰不內守故為虛遲則陽不外固故為勞趺陽浮數熱氣薰蒸浮則為氣數則消谷而大堅凡此之說須本內經

渴而多飲爲上消宗氣既虛邪火熬麥冬君分石蓮著
黃連花粉分芩味高四物湯煎分人參泡
飢而多食中消症脾經既虛邪火盛石膏爲君分酒軍
並四物白芩分甘草勝
便濁時下唇裂腿腰煩渴而水不多飲腎虛而邪火來
纏柏仲君分天冬佐知母五味山藥全四物湯煎溫冲
服藥中亦可人參添
龍火本自腎經生以火逐火方見功金匱腎氣丸爲主
寒涼之劑莫輕逢
飲加不止渴頻頻文蛤一兩效尤深爲散沸湯吞五合數

舉徵水熱難存凡軟堅之品非劫陰即傷陰惟此平善無過可奉為利水之寶

人參白虎有奇功清熱止渴效無窮汗出惡寒身熱渴

太陽中暍治之同

白虎本治氣燥門若治血燥另有因地黃飲子生熟地

二冬芪枳加人參甘澤枇杷兼石斛各等剉末三十分每服三錢

若是氣血同苦燥四物參芪用更佳竹葉門冬芩膏夏

等分煎服自無差

宣明黃芪治上消生脈散中枸地黃調黃芪為君桑皮

使粗末每服五錢高

上消飲子麥門冬生脈散內茯神庸甘地葛蔞蕪知母
等分末服五錢同
老弱虛人大渴特易老門冬飲子宜生脈之內枸苓草
水煎薑引奏功奇
口渴由於二少陰飲水不止心痛頻潔古化水丹最善
川烏十枚甘草炙來神一兩牡蠣二兩蛤粉倍醋浸熬餅作
丸夜飲水一石者一服即愈心痛者醋湯下
中下二消初傳時天門冬丸早用之土瓜瓜蔞二根用
熟地蓯蓉鹿茸知五味澤瀉各一兩雞內金三個蒸牡蠣
施一兩桑螵蛸十枚並苦參朮一兩用蜜丸如梧子實每服六

十米飲送方中不用赤石脂
腎瀝丸名方最靈腎精虛耗此為程參志螵蛸雞肶胵
地芪澤桂白茯苓方中歸芎若辛散莫若山萸枸杞更
各一錢兩更加磁石炙甘草五味添來寸麥冬各半兩羊腎一
對水盞半煎至一盞腎無膚入藥末為五錢姜一片空心
溫服日三靈
腎消之症百藥丸兩腿漸細腎燥乾更加犀角制居火
心火爍腎尤難堪茯苓瓜蔞黃萆薢覆盆蛇牀二子賢
雞肶胵人參石斛地腎虛則關門大開心亦奔馳下降故以犀角黃連制心亦救腎之法也
腎關火降滋黃連諸藥各七錢雞肶胵三十具右為細末梧子大每服

磁石湯送完三十丸每食前服

消渴若爲蟲在中類似蚘形其色紅殺蟲之湯可急用

楝根煮水麝香併少許水二碗煎至一碗空心服

赤白濁

便濁之症赤白殊一由濕熱一腎虛濕熱滲入膀胱裏

導濕之中脾兼理萆薢二錢分清飲可煎黃柏菖蒲各

半錢茯苓白朮蓮子並丹參車前功更勝腎虛便濁亦

能痊補腎猶當利水源溺竅開時精竅閉丸中爲君菟

絲子沙苑蒺藜山藥苓遠志車前牡蠣同

大便血

脉數有力口燥乾脣焦口燥火方然清魂荆芥當歸主丹皮生地黄芩煮便久不止氣血虛十全大補佐歸脾

癲

癲症痴呆醉夢中或哭或笑語無蹤多因志高終不遂定志安神大有功二茯志參同一兩菖蒲龍齒五錢同

狂

狂乃痰火結聚然剛暴怒罵不怕天登高而呼棄衣走踰垣上屋不知醜生鐵落飲二冬著菖蒲遠志共連翹二茯胆星川貝母元參丹參藤橘伍鈌落煎熬三炷香取水煎藥服之康此藥須服二十劑大便秘結滾痰益

傷食

症似傷寒身不疼氣口脈緊中脘壅噯腐吞酸時發熱
此屬傷食保和攻查麥陳皮蔔子並香附厚樸草麯同

醫藥家棖卷二終

醫葯家棖卷三

新城王　銓松般

婦科歌 女科全集

白帶 完帶湯

白物下流如涕如唾肝熱脾濕二朮煎葯參葯輔以柴芍荆車加以陳草連服五劑自愈

青帶 加減逍遙散

帶之青兮屬肝濕熱積兮中焦間解肝木之火兮利膀胱之水源加減逍遙兮茯苓與白芍同煎甘草柴胡兮陳茵與梔子相連 服三劑而色淡四劑則帶絕矣

黃帶 易黃湯

黃帶在任濕熱所侵精枯而津液不化變色而水火不分專治脾而已誤易黃湯而可尋車前黃柏為使臣解腎火而即消任熱山藥芡實為主相加白菓而能達任門此方凡帶症皆可治

黑帶 利火湯

黑本水寒之色那知火熱之時火極似水假象難知陰門發腫水便疼宜飲食有兼人之量面色有黃瘦之虞膀胱與三焦俱熱胃火與命火兼施發狂譫語利火湯需大黃白朮分茯苓與山梔車前石膏分寄奴與連知

行兮不留亦可迟利之劑莫疑一劑而小便疼止二劑変白六劑即全愈矣

赤帶 清肝止淋湯

似血非血亦屬於濕鬱怒傷木憂思傷脾脾濕不已而蘊於帶肝藏不固而滲於茲濕熱之氣下限與血並出不離以為心火者誤清肝止淋者宜生地歸芍兮粉丹皮阿膠黃柏兮牛膝堪引之香附紅棗兮黑豆一兩餘

四劑全愈十劑不再發

少婦血崩 固氣湯

甫娠三月兮血崩流因而胎墜兮妙醫求或以為挫閃受傷之過那知是交感不慎之由氣虛而貪饞最忌精

泄而攝血無由若云治法固氣湯求補氣而補血為輔
四君主而歸地熟收杜仲三錢分山萸減半五味十粒
分遠志相佐不禁血而補氣自愈治崩漏而功效同收
一劑血止
十劑全愈

鬱結血崩 平肝開鬱止血湯

口乾舌渴吞吐酸肝經鬱結氣不宣氣鬱而血不能藏
因而致漏平肝而主夫開鬱自可就痊用柴胡以開鬱
佐白芍以平肝白朮利腰臍而血無積住荊芥通經絡
而血有歸還丹皮清骨髓之熱生地清藏腑之炎更用
當歸三七補中之止血尤鮮 一劑而嘔止二劑渴除四劑全愈矣

鬼胎 蕩鬼湯止可用二劑

蕩鬼之湯兮參歸與大黃桃仁紅花兮雷丸牛膝當丹
皮枳殼兮厚樸一錢良一劑腹鳴兮惡物瀉半缸二劑
瀉淨兮不可用此方

室女鬼胎 蕩邪湯惡血下後再服調正湯即二朮五錢陳一錢苓三錢貝一錢薏五錢也

蕩邪之散兮雷丸桃歸當丹皮甘草箸一劑瀉下兮方
另熬二朮苓貝兮陳薑薏

經水先期 清經散

先期甚多血熱水過瀉火而不宜瀉水清經之散堪歌
丹地二皮芍地伍青蒿黃柏茯苓羅

先期甚少血熱水耗補水而火自消此乃為既濟道兩地湯中元參膠麥冬肉加白芍藥兩地湯四劑而經調矣

經水後期 攝血湯

後期而火血寒不足後期來多血寒有餘補中而兼行溫散四物而祇去當歸續斷桂心去寒而兼補肝腎白朮五味解鬱而合併前柴三劑經即調矣

經水先後無定期 定經湯

舒肝開腎湯名定經四物煎兮去川芎柴苓山藥兮兎絲荆四劑可定經期

經水數月一行 助先丹如服四劑而仍如故即不可再服

婦人之中有仙骨一季一行自無岐若是加鍊形法一年之内便騰飛然而此人能有幾愆損經閉多有之助仙之丹方可立調經大法須並知白朮白芍白苓煎兔絲山藥杜陳皮

忽來忽斷時疼時止寒熱往來 加味四物湯

風客肝經血閉不通補肝之血散肝之風加味四物之湯脾胃之陰血可補柴芍丹皮之葯肝經之風鬱堪平白朮以利腰膝甘索以和腹疼

經水未來腹先疼 宣鬱通經湯

經先腹疼莫疑寒肝鬱火勝久熬煎水火兩戰熬成塊

宣鬱通經方可傳芎為君兮歸為佐梔用炒兮皮用丹柴
胡香附芩甘草川鬱同煎奏效堪 連服四劑
斷不再犯

行經後少腹疼痛 調肝湯

此症由來腎水虛水不生木尅夫脾補腎安肝疼自止
歸芍山葯共山萸阿膠巴戟生甘草湯號調肝可廣施
凡腹疼
皆可用

經閉

四物湯中川芎去白朮山藥柴胡益棗仁杜仲粉丹皮
沙參人參三錢止

腰腹腹脹不孕 升帶湯宜服六十劑

帶脈之係係於督任任督既虛疝瘕相固湯用升帶參朮為君沙參為佐半夏為臣用荸薺以消積聚佐肉桂以暖命門鱉甲炒而腎可破茯苓使而濕不存

妊娠諸方

惡阻順肝益氣湯參歸一兩蘇子良三兩朮三錢苓二錢芍三錢地五錢加砂一粒麯一錢陳麥三錢三劑康

子懸脇痛解鬱湯宜服二劑

子懸脇痛兮胎不安肝氣不通兮血不宣開肝氣之閉鬱兮補肝血之燥乾四君煎兮炙草刪四物並兮芎地梢砂仁三粒兮梔三錢只殼五分兮薄荷可微添

跌損傷胎　救損安胎湯宜服三劑

失足跌損兮傷胎元氣血大補兮行瘀煎減味八珍兮

芎茯刪沒香沒葯兮錢各一蘇木搗三錢

子鳴　扶氣止啼湯宜服二劑

忽聞兒啼兮在腹中母氣虛甚兮腰間疼參芪各兩同

麥冬當歸甘草兮粉橘紅

多怒墮胎　利氣瀉火湯六十劑胎即不墜

怒多性急兮肝火揚壯火食氣兮精亦傷每胎必墮兮

購良方君物同煎兮芎茯藏芡實炒粉兮酒芩良

孕婦禁藥

烏頭附子莫須吞牛黃巴豆共桃仁芒硝大黃牡丹桂
牛膝藜蘆茅茜根槐角紅花與皂角三棱莪蓬薏苡仁
乾漆蕳茹瞿麥穗半夏南星通草同乾姜大蒜馬刀豆
延胡常山麝莫聞

血虛難產 送子湯宜服二劑

胞中無血兒難轉身補氣為轉補血為君歸芪麥冬共
三兩川芎熟地五錢均

交骨不開 降子湯一劑即開

兒到產門門不開補氣補血妙醫來人參五錢氣可補
歸地兩半補血胲紅花 錢活血兮牛膝降下來柞木之

枝分一兩叫關開更添升麻附子橫生之產兼裁

子死產門救母丹一劑即下

子死產門救母丹存參芎一兩當歸倍分石脂一錢血瘀可下益母十倍胎死難存若死腹中更加三錢鬼白研水飛必將芎去添來牛膝十分

正產敗血攻心暈狂安心湯一劑下惡露而狂定

產後暈狂心血枯亡四物去芎用生地丹皮半兩佐蒲黃

產後血崩救敗求生湯連服三四劑如見效減去一半再服十劑

產後半月血崩淋見神見鬼眼花昏誰知不慎房帷過

縱慾酣戰損精神參朮歸地煎八兩萸薯烏頭共棗仁酌用等分

手傷胎胞淋漓不止完胞湯用羊胞一個先煎湯去胞煎藥飢服十劑自愈

穩婆不慎誤破胎胞淋漓不止內治最高參苓白朮佐黃芪以補氣歸芎益母添白芨以完胞必須十劑方愈

氣血兩虛乳汁不下通乳丹二劑即乳如泉湧

參芪各兩分當歸尤倍之麥冬半兩分木香半減之桔梗三分分七孔一猪蹄

產後諸症生化湯加減法

生化原方當歸八錢芎三錢桃仁十粒姜五分草同好酒童便

調來飲若云加減貴變通血塊祇用原方服加參生化止、産疼食物結塊加肉桂血塊參芪不可庸妄言妄見柏仁益茯神益智自神靈神麯麥芽消麥食山查砂仁肉食平寒、凉之物吴萸桂産母虚甚參朮增散怒去桃木香使陳皮亦可奏神功産後傷寒亦可治藥加羌活與防風汗多便實參芪益麻黄、之根亦有功燥渴麥冬人參並腹滿便實壳蓯蓉精神失守茯神志參朮芪芷柏仁逢

産後痢 加減生化湯

産後之痢易為功生化湯煎薑莫逢茯苓木香陳皮煮

七日之内痢全清

産後氣喘 救脱活母湯宜服四劑

産後氣喘大危時氣血兩脱最難醫庸醫俱云肺氣勝
那知肺氣大衰時救血必須先補氣救脱活母好湯施
歸地各兩人參倍枸杞山萸半兩餘麥冬膠桂加荊穗
四劑煎服效不虚

内線出 兩收湯二劑全收上矣

帶脈本係任督無力帶難懸況當産後多亡血帶脈崩
墜升舉難疼痛欲絶真難忍好湯須用兩收煎參朮十
錢朮地倍芎萸巴戟各三錢芡五杜五扁亦五錢白

棗十枚二劑痊若是垂下形如帕名曰肝瘦收膜煎參朮五錢生芪倍歸三錢芎五錢升麻添

治產良方

横生逆產自能醫胎動不安亦可施胎死腹中堪立下臨月保護自無虞歸芎錢半分白芍減十厘兎絲搗餅分錢二分枳殼厚樸宜各七錢蘄艾紅花分各七錢黃芪八十厘荊芥貝母分各一錢羌活甘草齊分各五分用以安胎分紅花莫用之用以催生分蘄艾莫混施

王勛臣種子良方 少腹逐瘀湯

小茴香七粒與炒姜二分元胡一錢靈脂二錢沒二錢芎一錢當

蒲黃生三錢 官桂一錢 赤芍藥二錢 [illegible]名少腹逐瘀湯

此方每遇經來時即[illegible]吃連服五劑不過四月即可

存胎亦治每胎必墜者余用之二次皆效

王勛臣治女勞男勞小兒疳症良方

通竅全憑好麝香五厘絹包 桃一錢 紅三錢 大棗七枚 老蔥三根 姜三錢

川芎一錢 黃酒半觔煎一盅去渣入麝香再煎 赤芍藥表裏通經第一方

通竅活血湯

此方兼治頭髮脫落眼疼白珠紅年久耳聾白癜風

王勛臣治頭疼胸疼呃逆等症良方

血府當歸三錢 生地三錢 桃四錢 紅花三錢 甘草一錢 殼二錢 赤芍二錢

柴胡一錢芎錢半桔錢半牛膝等三錢血化通行不作勞

喉風三十六症名目

斗底風

欲識人間斗底風十分紅腫在心胸更加痰擁咽喉內
鍼藥無功命必終

此症初起吞嚥不下但胸前紅腫漸至結喉初起能嚥水者可治先用角藥加摩風膏少許冷水調嗽取痰三吹冰硼散四服紫地湯如湯水不下氣喘眠卧者不治每初起胸前便現青筋須用鍼刺青筋邊立效樞扶氏曰是症宜用雄黃解毒丸吹赤麐散

角葯

赤芍一两 草烏一两 桔梗五錢 甘草五錢 芥穗五錢 柴胡三錢 赤小豆六錢 連翹五錢 紫荊皮一两 細辛五錢 皂角五錢 小生地五錢

右味不宜見火曬乾共研細末入磁瓶毋令走氣臨用以冷水調嗽口内取風痰如神若痰盛加摩風膏四五匙其力更速凡頭項及口外紅腫者以角葯敷之力效

摩風膏

川烏尖一個磨汁入角葯 再加燈心炭五分

赤麐散

真血竭五錢 巴豆七粒去殼 明礬一兩
右三味打碎入砂鍋煉至礬枯為度每兩加大梅片三分硼砂二錢共研細末收固用時以冷茶漱口或吹患處立效
治一切喉痹纏喉雙單蛾叉喉惡症吹之立吐痰涎即時獲效真神丹也只喉癬咽瘡虛症勿服

雄黃解毒丸

明雄黃一兩 川玉金一兩 巴豆十四粒去殼並去盡油
共研細末醋煮麪糊為丸綠豆大每服七丸清茶送下吐去痰涎立效如至死者心頭微温以鐵匙挖口

灌之若得下嚥無有不活如小兒驚熱痰涎壅盛量
童大小加減或三五丸亦神效

冰硼散

硼砂三錢冰片三分
共研細末更加膽礬四分名碧玉散

紫芷散

紫荊皮二錢芥穗八分北防風八分北細辛四分

地黃散

生地二錢京赤芍八分薄荷六分丹皮八分桔梗八分甘草六分淨
茵草一錢　引加燈心二十節

以上紫地二散每症合用開水泡藥蒸服

又喉風

又喉之症最為殃遲了三時命不長病者能依方法治
管教依舊進茶湯

生此疾者極為急症先咽喉作緊風痰上壅多有棉涎內緊外浮腫不能飲食漸至咽喉緊閉如又又佳甚則頭面浮大其患最速宜急治之若過一二日多致損命先用冰硼散開竅次用摩風膏和角藥調漱取痰涎並用角藥敷腫處再服紫芷散和開關散如病勢已極不能開關者不治

按此症初起當用赤麐散吹之其效為速

咽瘡風

咽喉此症不為良黄爛成瘡作禍殃依法頻施無效處
必然長夢入黄粱

初起生喉内黄色如栗形者日久滿喉成瘡及滿口生者漸變紫黑不能吞嚥先用角葯次服紫地散以冰硼散吹之惟風熱實症可治若因内傷咳嗽吐血後而發者切不可用此等葯枉人性命也宜用甘露飲

余在保陽治一喉閉症時當五月正學使考取選拔

同學友来笠夫頭場試畢回寓即患此症身熱脈浮而数咽喉緊閉面紅語艱幾於滴水不下余為診視六脈雖見浮數按之殊覺無力問其場中所食何物伊云場中水少燥渴如焚惟攜有王瓜数條全當水飲此益陰盛於下陽從於上燥熱為陰寒逼迫凝結咽喉設以寒涼藥投之定難取效余急以姜附朮桂等取寒之葯冷服之陰氣既解陽自歸元不必治喉而喉自愈果一劑而愈次日入試二場終得選拔

開關散

撫川芎一錢 抗白芷八分

甘露飲　治真陰虧竭火炎灼肺發爲咽瘡喉癬挾虛等症

取重便半酒罈大口者用鐵絲絡懸飯碗一個於内離童便三寸許再用鉛打成帽笠式倒置罈口四圍用鹽泥封固外加皮紙數層勿令洩氣再用磚打成爐式將罈放上用桑柴火燒一炷香去火將鉛笠取起勿令鹽泥落下罈中所懸碗内自有清香童便露一碗另注茶碗内令病者每早晚共服二鍾自有神效

魚鱗風

喉閒忽爾患魚鱗多少醫家識不真此症若求全愈易
只須鍼藥試頻頻

此症在咽之下與松子風相似但微腫處起白點日久白點變鱗其鱗向下者是先吹冰硼赤麐二散服紫地二散以角藥加摩風膏調噙不可用刀此症極險治與叓松子同未成鱗者易治已成鱗則飲食到喉即嘔乃屬不治吹藥後即多絞去痰涎自效

叓松子風

松子風生喉靨中遂時脈大起鱗成莫言此症多遭險
隨即療時自見功

此症生靠帝中一邊初起兩邊紅紫如粟形大逐時脈大起鮮而上者是漸長如綠豆大如松子形亦有黃皮裹住如蓮子大者為難治服紫地湯加銀鎖匙開關散用角藥加摩風膏調噙吹冰硼散與魚鱗風同

銀鎖匙

天花粉八分 元參一錢 能止煩渴退口燒

單松子風

單名松子一邊生左屬心兮右肺通鍼藥文施依法治自然奇效不逢凶

此症生帝中下一邊腫者是或生左或生右治與雙松子同生左者倍加丹皮赤芍生右者倍加桔梗連翹

帝中風

時人忽患帝中風角藥頻噙自見功若遇庸工無識輩
鍼刀誤用命隨傾

初起紅腫作痛生痰不能飲食先以角藥取痰吹冰硼散服紫地湯如日久帝中黑爛者用真功丹去皮硝吹之或口疳散聖功丹皆可互用

真功丹

大冰片一分 真熊膽一錢乳研末 用蘆甘石一錢羌活煎湯煅七次飛去脚曬乾 硼砂一錢 牙硝二錢

共研同乳為極細末吹患處

聖功丹 並治一切牙痛有奇效

硼砂五分 蒲黃一分 人中白二分 馬勃一分 兒茶一分 甘草節八厘 殭蠶五厘 冰片五厘 麝香四厘

右為細末吹之數次即愈若痛重加青黛黄柏等分

雙鵝風

乳蛾紅腫在喉間
病者求簽亦不難
用藥頻施煎服劑
自然取效莫愁煩

凡咽間紅腫似癧毒兩枚對生爲雙鵝先以摩風膏少許入角葯中水調噙又以鵝翎挑入喉中令病者閉目噙蕉久候滿口痰來即吐去再吹赤麐散服紫地湯自能取效若日久未平仍似蓮子樣須用消蘆散加巴豆七個去殼薰患處如薰破後只可用碧雪丹

余遇此症每以消蛾散外敷之多效如不效以三棱鍼刺少商出血即愈

消蘆散

茜草一兩　金毛狗脊五錢　唐窰根一兩即葵荊根　蘆根

右研末用醋同藥注小罐内以厚紙封固於水中煮好口上開一小孔如筆管大即以筆管對患處薰之未破加巴豆七個去殼同入煮再薰自然破後吹生肌散

生肌散

赤石脂一兩水飛數次 乳香一兩去淨油 没藥三錢去淨油 輕粉二錢五分

硼砂二錢五分 龍骨一兩煅紅醋淬水飛 兒茶二錢五分 大梅片三分

研極細末

消鵝散

班毛三個 血竭一錢 全蝎一個 乳香一錢 没藥一錢 冰片三分 麝香

半分

研極細末用時以拔毒膏藥一小帖將此藥糝在膏藥中間如豆大許對準患處外貼之俟拔出白泡用銀鐵挑破如不出再帖之無不愈者

單蛾風

左畔虛陽熱上攻雙輕單重須分清生在帝旁蓮子樣

雙蛾治法本相同

此症生在帝中兩旁屬關前寔症易治若起於喉內名喉瘤屬關後氣鬱虛症難治關後症初起時喉間微痛迨發熱日久形色變白而微硬不犯不疼多因

憂鬱不舒而得宜吹消瘤碧玉散服加味逍遥散益氣清金湯或用夏枯草同玉金煎湯代茶服之日久自然消退若体虛因憂鬱而得者宜歸脾湯加柴胡丹皮山梔等藥在業此者臨症權宜而已

消瘤散

硼砂三錢 冰片三分 膽礬四分

共研細末用時或吹或點皆可

逍遥散

柴胡錢 當歸錢 白芍錢 甘草五分 白朮錢 茯苓錢

薛立齋加丹皮黑山梔各一錢姜引

益氣清金湯

人參二錢茯苓錢桔梗三錢黃芩二錢麥冬錢半陳皮錢梔仁錢薄荷錢甘草錢紫蘇五分牛子錢半川貝二錢

加淡竹葉三十斤煎服

雙嚥口風

嚥口生在帝雨邊欲嘗飲食不能餐甚至腫出運舌上

宜吹角藥回生丹

此症初起只宜吹赤霹散勝於角藥鍼刀多多內仍

紫地湯加開關散火甚量加石膏屢經收效之方也

單燕口風

單名燕口一邊生治法同前不用更慎使鍼刀切勿誤赤
礬吹上立奇功

重腭風

口內生來上腭浮心脾有熱積成愁倘然七竅流膿血
縱遇良醫未必瘳

此症生在腭上靠帝中之上紅腫不能吞嚥雖重可
治以角藥調噙內消為貴上腭中間乃七孔相連之
處萬勿動刀鍼宜吹冰硼散服紫地湯如口耳鼻中
有一出膿血者即是症延日久熱毒蘊蓄以致腐穿
七竅誠屬不治之症

病延日久前藥治之不效宜用紫雪散治之服黃連
解毒湯即效

紫雪散

犀角尖一兩 沉香五錢剉末 石膏一兩 升麻八錢 羚角一兩 元參二兩 甘草
八錢 寒水石一兩 木香五錢
用水五盞煎藥剩一盞將渣用絹濾去再將湯煎一
滾投提淨樸硝三兩六錢文火漫煎俟水氣將盡欲
凝結之時傾入潔淨碗内再入硃砂三錢大梅片一
錢金箔一百張研細和勻將碗安坐冷水盆中候冷
疑如雪俟乾再研細收固大人每用一錢小兒二分

十歲者五分燈心湯化服若腫甚吹之亦效

黄連解毒湯

黄連　黄芩　黄柏　生梔各等分水煎

木舌風

口中舌表腫焦紅熱積心脾發是風摩風角葯冰硼散
紫地湯服自見功

重舌風

重舌生在舌下藏日久漸比正舌長頻吹角葯冰硼散
吹後再服紫地湯
遇此先用鍼刺一邊如不效再刺一邊或吹回生丹

紫雪散亦妙

坐舌蓮花風

坐舌蓮花六七尖心家風火搏相炎先用角藥冰硼散
紫地湯加連翹堪
此症乃蘊熱乘風而發於心舌為心苗或思慮太過
或酒後當風所致

合架風

合架風生齒盡頭兩邊根頸
勾合之處牙關緊閉病難休起一紅核腫疼
故緊閉
用鍼刺破噙角藥赤麐冰硼吹自瘳

角架風

風名角架生處同兩齒難合腫兼疼一边兩边皆此症
治法同前不用更

爆骨搜牙風

爆骨搜牙疾勢驕骨中痛極最難熬金鍼已度依方法
功效隨收心莫焦

牙匡之上遂齒紅腫骨中疼不可忍故名若遇牙牀
紅腫或在外牙牀或在内牙牀口内作燒生痰名搜
牙風名雖異而治則同先用角藥調噙吹冰硼散服
紫地湯次以鍼挑腫處出血立效

牙癰風

牙匡生癤名牙癰角藥冰硼調漱同更用鍼挑膿血出

此方立刻見奇功

此由陽明熱毒所致初起身發寒熱腮頰紅腫痛者

以前法治之切不可誤認牙疼過服寒涼之劑以致

堅腫若牙根爛漸及咽喉名膏槽風又名附骨又名

穿珠法當用二陳湯加陽和丸煎服倘過潰者以陽

和湯犀黃丸每日早晚輪服倘有出骨以推平散吹

入隔夜其骨不疼自行刺出候骨尖退出搖則内動

方可漸漸取下再吹次日無骨退出即以生肌散吹

入内服保元湯加肉桂歸芎芪草自然取效

懸癰風

牙牀浮腫號懸癰外症能醫內症危爛及咽喉妨飲食
蓬萊仙葯亦難施

凡生於牙根外懸癰牙根內為內懸癰先調噙角葯次吹冰硼散服紫地湯初起可用鍼刺日久不宜鍼白爛延至咽喉者不治

二陳湯

半夏三錢 陳皮三錢 茯苓三錢 甘草錢

陽和湯

大熟地一兩 鹿角膠三錢沖服隔水沖 上肉桂錢 白芥子二錢炒研

末
生甘草一錢姜炭五分麻黄五分
麻黄得熟地則不發表熟地得麻黄則不泥膈食遠
服

犀黄丸治一切骨槽風乳巖瘰癧痰核肺癰腸癰等症
犀黄三分乳香一兩没葯一兩真麝香錢半
共研細末粟米飯一兩搗為丸緑豆大曬乾忌火每
服三錢熱陳酒送下飲醉盖被取汗醒後癰消而疼
自止矣

推車散專治骨槽風生多骨者
取推車蟲即蜣螂炙研細末每一錢加入乾姜末五分

同乳研細收固每用少許吹入患處孔內若孔內有骨次日不疼而骨自出凡吹過周時而無骨出者則知內無多骨也

奪食風

喀食即是奪食名舌根喉腭陡然成休驚是症無方治

赤麐回生吹見功

此症有肺胃積熱陡起斯症或在喉頭上腭及舌根左右生一血泡或數小泡即脹滿不能吞嚥氣息不能出入急以竹鍼挑破咯出紫血再用吹藥若在喉內不能用鍼鍼百會前頂三次血泡自平

魚口風

魚口由來脣發瘡上脣卯至下脣方面頰俱浮身發熱
角葯呂雪紫地良

此症宜敷角葯吹呂雪丹服紫地散

驢嘴風

驢嘴瘡生在下脣逐時腫大上脣侵薰方須用消蘆散
紫地冰硼奏效神

用鍼亦效須認兩旁腫處鍼之出血

魚腮風

兩腮紅腫魚腮風角葯調服噙冰硼若薰只用消蘆散

紫地頰服自見功
亦可鍼刺出血如穿出膿者須內服蠟礬丸外敷生
肌散

蠟礬丸

黃蠟一兩 枯礬五錢 乳香錢半 没葯錢半 後三味研細末用黃
蠟為丸每服二錢開水送下

叟搭頰風

初起面頰兩边紅惡寒壯熱上匡疼甬葯外敷服紫地
鍼後更須敷摩風

單搭頰風

一边紅赤頰名單證治如雙法自諳日久腫浮牙赤腫
吹葯有用回生丹

落架風

落頰多因氣血虛手巾托住莫教離輕輕揣合搭勾處
更將姜艾灸頰車
灸之可以耐久若落之日久筋縱諸法無功

粟房風

粟米瘡形满面侵久成大泡痛難禁荆芥葱白煎角葯
洗後熏服紫地神

瘰癧風

瘰癧風生似核形逐個鍼出血來輕常敷角葯服紫地
妙術由來用處靈

穿領風即漏腮症

兩腮生核色不紅日久穿破入口中角葯頻敷服紫地
腫頭鍼血易為功

肥子風

兩耳墜下似核生見時鍼核早成功更敷角葯服紫地
加上開関散更靈

掩頸風

頸項浮腫似生癰或左或右一边生用葯亦同肥子症

赤腫若甚鍼之輕

以上諸症俱不甚險止用角藥紫地可愈

雙纏風

頸項腫大至咽喉滿寒不通命漸休摩風膏並辛烏散即角藥內噙外敷紫地湯服赤麐收

此症多因肺胃積熱外感風邪邪毒上壅以致聲音難出湯水不下痰涎壯寒如拽鋸聲余遇此症先刺少商關沖二穴出血次鍼合谷即進以解毒散發之品如銀花白芷元參寸冬荊皮細辛防風之品一切大寒之劑在所不用恐其毒因寒滯也如此治法更

濟以噙藥吹藥當無不立時奏效

單纏風

治同雙纏風

邊頭風

頭疼如破半邊留風池二位穴中求熏服紫地開關散

若是主虛補藥投

乘枕風

乘枕風兮本不奇腦後浮腫卻難醫背上鍼破紅紫點

紫地開關散最宜

耳防風

耳内紅浮痛倍常出膿出血有良方柴地湯加龍膽木
通吹入角藥自無妨

鎮驚丸 一名四神丸凡喉症已平宜服此丸

山藥四兩 桔梗二兩 梔炭二兩 甘草一兩

上氣者加廣陳皮

萬血丹 凡刀誤傷血流不止以此吹之立止

乳香一兩 沒藥一兩 血竭一兩 硼砂一兩

研細末吹傷處

提妙丹 治雙單蛾神方

牙皂一兩切碎 絲瓜子一兩二錢

用新瓦文火炙乾為細末加冰片少許收固每吹入鼻中打嚏一二次即消在右吹左在左吹右如雙並吹

萬應丹 治一切咽喉口舌腫閉並穿腮腐臭延爛等症

青黛五錢水飛 雞肫皮洗炙一錢 牛膽硝三錢 山梔仁炒黑三錢
黃連末三錢 生黃芩三錢 真熊膽一錢 人中白經霜雪者煅五錢
大紅絨灰錢 犀黃錢 雄黃錢 青梅干煅存性五錢
硼砂三錢 枯礬二錢 兒茶三錢 銅青二錢 真珠分

各研及細末加麝香五分梅片七分再研收固每用少許吹患處日夜徐徐吹之流出痰涎漸愈

大刺仙方

法用巴豆油塗紙撚作條子火上點着烟起即吹滅

令病人張口急刺喉間俄吐出紫血即愈

碧雪散 治咽喉閉塞痰涎壅盛

燈心炭二錢 硼砂一錢

爲細末吹少許即吐痰涎

碧玉丹 治喉風急閉等症

膽礬三錢 白殭蠶六錢炒去毛口

爲細末加麝香一分每用少許吹喉中立驗

絳雪 治咽喉腫痛物妨耐及喉癬舌瘡等症

寒水石二錢 硼砂錢 長砂三錢 大梅片三分 孩兒茶二錢
為細末每用糝於舌上津嚥或吹患處立驗

金鎖匙 治喉閉纏喉痰涎壅塞口噤不開等症
焰硝一兩半 硼砂五錢 片腦三分 雄黃二錢 白殭蠶一錢
共研細末再和勻收固每吹患處痰涎即出

刻歡丹 治風火蟲牙疼神效
蟾酥一錢陳酒化透 五靈脂一錢 麝香八分
研細為丸以二百粒為則用新綾綢包起以絲線紮
固藏磁瓶內每用一丸咬於疼牙縫中丸化自愈

靈丹 專治一切牙疼無不立驗此不易得之方也

防風　北細辛　黄芩　石膏　元參　羌活　荆芥
連翹　生地　黄柏　甘草　白芷　白菊花
梔仁　川芎　百部　薄荷以上各二錢五分　真黄連三錢
右藥共研細末置大銅鍋内用甘草五錢煎水一大碗將藥拌匀取朝腦三兩研碎分作五七次先取一次糝於諸藥上再以大碗蓋住用石膏灰麵鹽水調匀蜜糊碗口不使洩氣煮長香一炷取下將升在碗上靈丹用竹刀刮下仍將渣用甘草水拌匀照煎煮五七次將刮下靈丹磁瓶收固凡牙疼擦上止痛如神

清露飲

天冬一錢麥冬一錢生地一錢熟地二錢釵斛八分桔梗八分枳殼八分甘草六分

加枇杷葉一片蜜炙刷去毛治咽乾塞疼脈虛大者

少陰甘桔湯治慢喉風症

元參八分桔梗八分川芎四分柴胡五分陳皮六分甘草六分黄芩三分升麻二分

附走馬牙疳症

走馬名者言其速失治即殞故也蓋齒屬腎腎主一身之元氣積熱火毒甚則奔上焦或因痘疹及傷寒雜症

後成或因過服熱葯凡初起氣臭次第齒黑名崩砂潰爛血出名宣露甚者牙脱落名腐根

蘆薈消疳飲 治黑爛腐臭出血者

蘆薈五分 牛子五分 元參五分 桔梗六分 川連八分 薄荷六分 梔仁五分 甘草四分 升麻二分 石膏三錢 羚角一錢 柴胡五分

加淡竹葉五片為引重者分兩加倍

清疳解毒湯 治痘疹後餘毒所中

人中黃五分 川連六分 元參六分 牛子錢 柴胡五分 防風五分 石膏二錢 犀角錢 知母八分 甘草三分 連翹八分 荊芥八分 淡竹葉一錢

加燈心五十寸嘔吐加蘆根五錢

神功丹專治一切牙疳有效

人中白二兩黃柏六錢青黛六錢薄荷六錢兒茶一兩冰片六分

研細末日敷七八次涎外流不止者吉若無涎則毒氣內攻即屬不治之症每以燕菜根煎水頻漱

人中白散一名異功散

白梅霜　人中白　枯礬　大梅片

研細末先用燕根羅茶煎濃以雞翎蘸洗患處去淨腐肉見鮮血再敷此藥若爛至咽喉者以竹筒吹之

蘆薈散

蘆薈二錢 黄柏五錢 白人言五分用紅棗五枚去核每棗入人言一分燒存性

共研細末先用米泔水漱淨再敷此葯勿嚥

赤霜散

用紅棗一枚去核入紅砒如黄豆大一粒紮好放瓦上炙至棗上起白烟俟烟盡取下盞候冷加冰片少許研細末吹患處即走爛穿腮危急之症皆可奏效

聖功丹 治一切牙疳有奇效

蒲黄一分 硼砂五分 人中白二分 馬勃一分 兒茶一分 甘草八厘 殭蠶半分 冰片半分 麝香四厘

為細末水漱淨口吹之即愈若疳重加青黛黄柏等

分

吹藥方

青菓炭　黄柏　貝母　冰片　兒茶　薄荷

鳳凰衣

研細末再和人乳冰片極細

瓜霜散治溫疫升喉一切火症

大呢片四分　京半夏半分　黄瓜霜二分　硃砂三分　大珍珠一分　西

瓜霜二分　燈心炭一分　硼砂二分

共研細末收固蠟封口用時吹二三次即愈

附諸證經驗良方

治骨蒸傳尸勞症寒熱羸弱喘嗽方

阿魏散　用阿魏三錢研細青蒿一握向東桃枝一握剉細用童便二升半隔夜浸葯明早煎一升空心温服分為三次服後如人行十里調許檳榔末三錢服之男病用女煎女病用男煎合葯時忌孝子孕婦病人雞犬及一切腥穢之物服葯後忌油膩湿麵冷硬之物一二服後即吐出蟲或泄不須更服他葯如未吐泄當再服之愈後或魂魄不安以茯苓湯補之茯苓茯神各一錢人參三錢遠志三錢麥冬四錢犀角五錢共剉粗末生地四錢大棗七枚水二大升煎一升分三服温下謹避

風寒

治喘方

帶根節麻黃三兩訶子肉二兩為粗末每服五錢水二盅煎一盅入蠟茶一錢更煎至八分熱服無不驗者

治撲損方

此方雖重傷瀕死一絲未絕灌下即甦十一月採野菊花連枝陰乾用時每菊花一兩用童便無灰酒各一碗同煎熱服

治破傷生風方

荊芥黃蠟魚鰾炒黃各五錢艾葉三斤入無灰酒一碗煮

一炷香熱飲之汗出即愈百日内不得食雞肉

接骨方

以開元錢一圓燒紅醋淬研末酒服銅末束折處自愈

如當下無錢取銅末酒服亦可

又方

五加皮四兩黑雄雞一隻去毛連皮骨血和五加皮同

搗如泥敷患處用布包裹一周時即去不可太過再用

五加皮五兩用酒濃煎盡量飲醉熟睡為妙

治痘方

凡痘出而到靨色黑唇口冰冷以狗蠅七枚擂細和醅

酒少許調服移特即紅潤如常如上攻目成内障用蛇脱一具焙乾再加天花粉五分細末之入羊肝内用麻捆定米泔煮熟切食之旬日即愈

治疝方

空中木通連鬚葱白各三錢半用水酒各半煎服之其效如神

又方

薏仁不拘数用東方壁土炒黄入水煮爛放瓦盆内研成膏每日用無灰酒調服二錢即愈

治暴血

以蛛網為丸米湯送下立止

治瘡方

立秋日時採楸葉熬膏敷瘡最妙

洗瘡方

六月六日日未出時汲井水用磁瓶盛之入王瓜一條黃蠟封口四十九日瓜化用以洗熱毒丹瘤之類極效飲之亦可解熱病

又跌墜毆壓馬踢刀箭諸傷方

止血補傷丹此王孟英先生願体醫話書也雖賢子壓出者可治止血止痛並不忌風真仙方也此方用白附

子十二兩　白芷天麻黃防風羌活生南星各一兩合研極細末就患處敷上傷重者黃酒浸服数錢多飲易麻倒少刻即愈亦無害也

治小兒誤吞鍼鋏方

剝新炭皮為末調粥與小兒食其鋏自下

治魚骨哽方

威靈仙桔梗各五錢黃酒煎冲黃糖服立下

治物入氣管方

捉足使倒懸一咳即出無須藥也

擦牙方

方名冰黄散用牙硝硼砂各三錢明雄黄二錢冰片分半麝香半分共為極細末少許擦牙有神效

又方

川椒細辛各一兩草烏華撥各五分共為細末擦久雖欲落之牙亦可復固

又方

枯礬松香青鹽各等分研末擦之甚效

又方

生大黄青鹽各一兩煅石膏八錢杜仲五錢研末早晚擦之即牙疼時用之亦效

固齒仙方葯歌一首

猪牙皂角及生姜西國升麻蜀地黄木律旱蓮槐角子細辛槐葉要相當青鹽等分同煅（燒）研末将來使最良揩齒牙（牢）鬚髪黒雖知世上有仙方

此蓮花峯斷碑上詩也

治牙疼方

熟銅末（打銅燒紅水淬者佳）五倍子末二味各拘（不）数雖將落之牙以末粘牙根即可復舊

治痰迷譫語方

用猪心一個長砂一錢甘遂二錢各研為末納猪心内用牛糞煨熟取出葯末将猪心煮汁和丸服畢即愈

治蚕蠱方

五月五日熨斗燒熱入枣一枚煅令烟起投之牀下自解

止瘧方

雄黄朝腦白附子各等分研末瘧將發前一時用新綿裹葯末塞鼻孔男左女右用時安睡不許飲食

治蠱方

蕪荑鶴虱各三錢四錢君子（使君子）五雷丸（雷丸五錢）一根楝根功用足雄黄一錢冲服堪

解砒毒方

倉

防風一両研細末水調服之

又方

冷水調石膏解毒如神

治水蠱方

乾絲瓜一枚去皮剪碎用巴豆十四粒同炒以巴豆黃
為度去巴豆再用陳倉米如絲瓜之多同炒米黃去絲
瓜将倉米研為細末清水為丸如桐子大每服百丸自
有神效

治傷寒方

用糯米糉無棗者和滑石末擣成錠曬乾燒炭浸酒熱

飲之病在七日内者即汗七日外者次日亦汗

治婦女血瘀方

紅花香附紫草益母草小茴香各三錢黄酒煎服

神仙酒方

燒酒一觔醋一觔半黑梔一觔半河水二觔川烏一枚草烏一枚用麪裹煨切片淡竹葉三錢菊花三錢用小袋裝葯将糟水調酒入罈擇無雞犬處煮一炷香此酒能除障癘且多服能延年治風痰無不應者

百歲酒方

蜜炙箭芪二兩歸身一兩二錢茯神二兩黨參一兩麥冬

一兩茯苓一兩白朮一兩熟地一兩二錢生地一兩二錢肉桂六錢五味子八錢棗皮一兩川芎一兩龜膠一兩羌活八錢防風一兩枸杞一兩廣皮一兩凡十八味外加紅棗二觔入膏粱燒酒二十觔煮一炷香埋土中七日此酒明目聰耳黑髮駐顏真仙方也

治衄血方

降香三七槐豆各二錢小生地五錢煎服立止

祛邪方

人被邪惑者用鱉甲和蒼朮燒之其邪自退

楊氏還少丹

山藥 牛膝酒浸 遠志 山萸 白苓 五味 巴戟天 蓯蓉酒浸一宿 菖蒲 楮實 杜仲去皮姜汁同酒拌炒斷絲 舶茴香各一兩 枸杞 熟地各二兩

右為細末，蜜同棗肉為丸桐子大，每服三十丸，鹽湯送下，食前日三服。五日覺有力，十日精神爽，半月氣壯，二十日目明，一月獨思飲食，冬月手足常煖，久服身健不老。更有加減之法：如心氣不安，加麥冬一兩；陽弱，加續斷一兩。婦人服此，容顏悅澤。

再造丸真方

耑治男婦中痰中風，口眼歪邪，手足拘攣，言語不遂，步履艱難。初起氣絕者，服之即可回生；久病者平復如常功同再造故名孕婦忌服若口開爲心絕手撒爲脾絕眼合爲肝絕遺尿爲腎絕口流鼻鼾爲肺絕髮直頭搖面赤如妝汗綴如珠者皆不治如視見一二猶有可治者

真水安息四兩 真蘄蛇小者佳去骨並頭尾酒浸炙取淨末四兩 真東參二兩如無真者加倍用之 川萆薢炒四兩 何首烏紅白各半黑豆水拌蒸九次四兩半 當歸川芎羌活防風元參骨碎補以上酒炒 藿香白芷茯苓麻黃天麻片姜黃以上酒炒 於白朮土炒 炙草肉桂研不見火 白蔻仁研不見火 炙芪大黃酒蒸 草蔻仁研 雄鼠糞兩頭尖者是 熟地以上二十一味各二兩 穿山甲前後四足各用五錢麻油浸炙共二兩 全蝎去頭尾足 威靈仙醋炒 葛

根炒　桑寄生烘乾以上四味各二兩半　製附片白米炒　西琥珀研以上二味各一兩半　北細辛　赤芍炒　烏藥酒炒　青皮麩炒　殭蠶酒炒　乳香去油　沒藥　辰砂　香附去皮炒　天竺黃　生龜板　沉香　母丁香內有公丁香一錢　九轉膽星以上十四味各一兩　紅花酒浸烘乾　犀角屑以上二味各八錢　川連　紫厚樸　地龍炙乾　松香煮九次以上四味各五錢　廣木香研不見火四錢　氷片　犀牛黃以上二味各二錢半　血竭八分　虎脛骨炙酥一對

共為末，鍊蜜和勻，搗數千槌，為丸重一錢，金箔為衣，蠟殼封。每服一丸，生姜湯下。此方選購藥料必須地道真正。中氣之症誤服此丸，轉恐無效，不可不慎。若果有痰中風，即初起氣絕者，先以蘇合丸為向導，繼

則進以此丸庶葯力得達臟腑定可立見功矣

醫葯家栃卷三終

醫藥家棖卷四

新城王　銓松舫

本草因病分類歌

時症

頭疼中風
荊芥芳香散入肝行氣行血發汗堪傷寒頭疼中風噤

血病瘰癧
吐衄崩痢血暈無散瘀解表消瘰癧炒黑治血穗升安

降濁升清
桔梗辛平屬肺金足陽明胃手少陰開提氣[illegible]寒邪散

喉病肺癰
牙痛胸病
咽痛齒痛效如神又治肺癰胸膈滯排膿養血效[illegible][illegible]

去皮泔浸微微炒降濁升清諸藥君

喉病破血
薄荷辛涼能發汗搜肝抑肺風熱散耳目咽喉口齒病

瘡疽痢　皮膚瘡症治之善破血止痢功可居多服夏月元氣散

産後諸頭疼　白芷温走陽明經兼入太陰白色同能散風熱發汗頭目昏痛

産後風　眉棱痛淚出面皯産後風皮膚燥癢多風熱活血排膿

外科　效無窮瘡既潰不宜用虛火勝時應禁用當歸為使炒微紅惡旋覆花

鼻淵牙疼驚癇眼病下乳行血　細辛温主散風邪鼻淵齒蠹眼之諸膽虛驚癇風淚眼

水停心下腎經虧藥走心經腎經本下乳行血發汗賑味

厚性烈不可過黃芪山茱滑石違多用令人悶絕陳修園以為上品謂多用

方有益未審何見用藥者宜慎之

辛夷就是木筆花專走肺胃氣分家解肌通竅上頭腦

鼻淵鼻塞

鼻淵鼻塞皆可加虛大最忌去毛炒芎使芪菖石膏羗

通經墮胎

樸硝枯澁芒硝緩蕩滌腸胃治陽強通經墮胎宜慎用

大黃爲使承氣湯

痘疹目病
驚癇

蟬退甘寒除熱風痘疹能撥目翳攻小兒夜啼驚癇症

下胎胞

下胞除胎蚱蟬同

防風微溫氣升浮瀉肺疏肝治血流太陽身疼葱白使

理血

脾胃風除濕不留自汗陽虛應禁用身走上部下稍頭

解毒

芫花白蘞乾薑畏附子之毒兼能瘳一兩研末水調能解砒毒

去熱咳嗽

牛蒡一名鼠粘子又名惡實最辛平潤肺解熱理痰嗽

利便中風
自汗

利便通行十二經酒蒸絞汁服和蜜能治中風汗如蒸

外科 若是貼瘡和汁搗反花瘡症也能平

頭疼 豆豉泄肺能發汗傷寒頭痛兼煩滿得鹽能吐酒治風

血痢温瘧 血痢温瘧治之便

去熱解渴 黃芩瀉火在中焦脾家濕熱心火熬養陰退陽自解渴

酒炒上行治上焦寒熱往來少陽症虛寒之士莫煎熬

升麻報使胃與脾參著上行須引之亦散肺腸表風邪

補衛寔表最為奇後重下痢通腸秘（或曰痢症用此必患小便不通）陰

虛忌用去蘆鬚

去寒 麻黃能退太陽寒少陰陽明肺家專營中寒邪衛中熱調

血通竅不費難過濟亡陽夏月禁蜜炒緩性服之堪麻

下乳產難
仁甘滑利胃腸胃熱便難兼風傷通乳催生皆可用茯
苓壯蠣白薇妨
石膏大寒足陽明三焦氣分胃經通發汗解肌傷寒症
牙疼
大渴飲水並牙疼胃弱血虛應禁用陰陽相格辨次精
甘草水飛更大煅雞子為使巴豆崩
去熱五黃淋
梔子苦寒赤入心心肺邪熱達便門心煩不眠五黃淋
目病血病
津枯口渴目赤侵生用熇火炒止血表熱用皮内用仁
腹疼
藿香手足太陰症快氣開胃止嘔涌霍亂吐瀉心腹疼
去寒
肺虛有寒上焦擁
通經
柴胡寒治肝膽邪宣暢氣血散經結半表半裏少陽症

去熱

小柴胡湯服之諸產後胎前堪解熱陰虛氣升誤用嗟

肉桂之枝名桂枝温而不燥能解肌太陽膀胱太陰肺

中風自汗理當推邪從汗出汗自止更能手足四肢施

大黄大苦又大寒大腸與胃心包肝酒浸力能引至上

去熱

發熱譫語大腸乾一切實熱血中火心腹痞滿二便難

行血

醋炙行血尤為炒胃虛血弱不宜餐

辛苦性温厥名羌活散肌表八風之邪利周身百節之

疴瀉肝氣而搜肝風並羌活與獨活性與藁本相宜均

頭痛疝

為太陽風藥頭痛連腦督脈病而脊強疝瘕陰寒腹中

腹痛

痛而濕郁

骨蒸發熱　弱骨　去熱　利水

黄柏苦寒補腎專治下焦骨蒸而兼發熱癱瘓而並朮熱王瓜即為土瓜根天行熱疾效頻頻黄疸變黑醫不治搗汁溫服效自神小便盡教黄水出名醫立刻起痾沉

頭疼

葛根性平專入陽明開腠發汗陽明頭疼元素曰陽明中風可用葛根葱白湯若太陽初病用之反引邪入胃仲景治太陽陽明合病桂枝湯加葛根麻黄又有葛根黄連黄芩解肌湯用以斷太陽入陽明之路真活法也

水萍靈草無根幹不在山間不在岸始因飛絮逐東風泛梗青青飄水面神仙一味起沉痾採時須在七月半

中風去熱

無論癱風與大風七十二風無不算豆淋酒化服三丸

鐵漢頭上也出汗〔余治癰瘼初起和麻黃熬膏酒化服之頗效方見中風門〕

若夫香薷之為性也辛散皮膚之蒸熱溫解心腹之凝

（暑濕霍亂）結主肺為清暑之君肺清而濕從便瀉單服治霍亂轉

筋無表邪者力戒〔陰暑宜用陽暑誤服反成大害若陽暑宜清暑益氣人參白虎之類〕

（定喘安胎和血）紫蘇之藥寬中益脾色紫入血味辛入氣定喘安胎和

血痛止若云兼品時珍顯示陳皮砂仁安胎行氣藿香

烏藥溫中疼息香附麻黃發汗解肌川芎當歸和血散

疼桔梗只殼腸寬膈利葡子杏仁痰消喘止木瓜厚樸

解暑散濕止嗽寬中厥名蘇子功力稍緩蘇梗者是

（去熱痢）大青莖葉八月開花大寒勝熱心家胃家特疾狂熱分

咽喉並疸 斑疹 喉閉丹毒黃疸熱痢兮斑發無嗟

反胃 蘆蔔即為蘆根傷寒煩熱之門嘔吐反胃因熱由於寒

去熱消渴 者勿吞客熱消渴小便勤濕熱解時俱順

去熱 麥穗將熱上有麥奴陽毒溫毒熱極狂呼大渴飲冷溫瘧

瘧 堪除

暑濕 藊豆色白更兼微黃能消脾胃之暑濕能治中宮之病

降濁升清 傷清升而濁自降邪去而正自强

去熱血病 犀角涼心兼瀉肝胃中大熱並能刪吐血下血或畜血

時疫發黃或發斑人氣粉犀真立驗紙裹納懷中待熱搗之立碎假者異

是升麻為使忌鹹鹽

〔去熱腹痛〕豭鼠矢寒治傷寒勞復發熱腹疼刪男子陰易危急症（婦人傷寒初愈與接毒中男人為陰易反是為陽易）鼠矢之湯活人傳膽汁滴耳

〔耳聾〕聾堪愈雄鼠之矢兩頭尖

〔毒痢非吐 去熱小兒〕糞蛆為五穀之蟲毒痢非吐堪輕寒治熱病譫妄小兒

〔疳疾〕疳積呈能漂潔孋乾可用炒煅為末有功

〔利水〕田雞能治蝦蟇瘟（面赤項腫名蝦蟇瘟調汁水調空心服極效曾活數人）利水消

〔疳瘦〕腫並堪吞饌食補虛調疳瘦金絲背上有其文

〔利水去熱〕白頭蚯蚓味鹹寒下行清熱利水源温病狂言兼大熱

〔黃疸〕大腹黃疸並能痊孋乾為末同鹽化中毒鹽水解之堪

〔去熱消食〕甘寒入胃人中黃五臟實熱陽毒狂能清痰火消宿食

痘瘡灰 痘瘡黑陷用之良金汁用時同此味糞清別號共參詳

去熱 元精之石瀉熱救陰上盛下虛之症扶危極溺最神正

暑濕 陽丹治傷寒壯熱來復丹治暑熱瀉頻令肆用絳石以

代片皆六棱者真

附子治三陰傷寒見痰門歌

滑石瀉熱入肺發表歌見利水門

石硫黃治陰毒傷寒歌見去寒門

獺肝治瘟疫歌歌見殺蟲門

痘疹

蟬退歌見時症門

豬苓治時症大熱歌見利水門

海金砂治傷寒狂熱合梔子用硝蓬砂治狂熱之見利水門

苦楝治傷寒狂熱歌見痳門

鳳凰衣即乳雞殼研末服治傷寒勞復歌見補益門

大青歌見時症門

人中黄 歌見時疫門

炙黄芪 歌見氣門

紫草 歌見血門

荷葉 歌見血門

芭蕉根 歌見瘡疽門

燕窩 歌見咳嗽門

百草霜 [illegible]

紅花 歌見血門

胡荽 歌見積聚門

鳳皇衣 歌見補益門

風病

（燥濕、筋骨、去熱、虚勞）
秦艽燥濕辛散風去熱兼益肝膽經養血榮筋去攣急

（骨蒸牙疼、大便血）
虚勞骨蒸方亦通瀉血牙疼兼利便菖蒲為使易為功

皂莢性燥入肺腸入肝搜風功更良吹鼻秉夏中風噤

（痰燥濕、下胎）
消痰除濕下胎方去皮蚕炙燒灰用栢實為使枩參妨

目痛牙疳 鼻瘜利便

白礬性寒治風癇齒痛鼻瘜兼風眼多服致損心肺經

煆用兼通大小便

去熱五痔 驚癇目病

熊膽涼心平肝木五痔塗之即時愈驚癇可瘳目能明

性善解壓用少許

燥濕去寒

草頭烏頪川烏性搜風去濕熱偏勝薑汁豆腐煮皆宜

毒箭

熬煎膏塗箭射可用中之見血必死

麝香溫竄開經絡通竅暖水卒中風面目諸竅皆可達

殺蟲消積 癥瘕下胎

痃厥癥瘕一樣攻殺蟲墮胎菓酒積研用忌蒜當門名

疼 筋骨

至於茯神益智開心治渴邪而舒攣縮瘳風眩而安魂

神

原夫菖蒲之爲性也辛苦而温芳香而散羌補肝而益

目病痰病 噤口痢

心更發聲而明眼逐風去濕噤口毒痢堪消開胃除痰

崩帶胎漏

崩帶漏胎兼善去皮炒用使秦艽羊肉麻黃莫相閭

已戟天益精強陰散風除濕中紫而理小者真去心而

酒焙可使

痰病大奇

蠶性鹹温殭而不腐散相火逐結之痰治中風失音之

瘰癧下乳 崩帶消渴

痛入肝肺與胃經消瘰癧而下乳崩中帶下兼施血虚

無寒禁勿既泔浸而焙乾去毛口而淨肉至於其繭温

瀉膀胱引清氣而上潮奇消口渴燒灰用而服酒頭出

瘡[illegible][illegible]燥濕 目病

瘡瘍若用砂而除風燥濕共油調而風爛眼光

蟲一

耳聾

拘攣

瘛瘲驚

驚狂

全蝎去足色青屬木口眼喎邪諸風眩目治瘧疾與耳
聾用尾焙而力促
茵芋之藥古方多傳風痺非酒風癇為丸微溫辛苦風
濕拘攣
鉤藤久煎無力舒筋除眩有功大人目眩頭眩小兒瘛
瘲驚風主肝風相火之病風靜則諸證自平
白花蛇本治癱風一年數脫效風行久食石楠功用足
搜風透骨定狂驚走竄有毒須慎用若云類中莫相逢
烏稍功用亦相類力淺無毒能治風尾細可穿錢一百
去頭皮後炙酥成

去熱瘡疽

驚癇

青黛色青寒瀉肝經五臟鬱火下焦熱風傳瘡疽而治驚癇水飛淨而有奇功

蚺蛇之膽風木之門其性明目涼血主治厥陰太陰肝脾取粟許以置水上旋行極速者真

荊芥治中風口噤歌見時症門

牛蒡子治中風自汗歌見時症門

荊瀝治中風驚癇歌見痰門

人參中風中署要藥見氣門

川芎能搜風歌見氣門

梹榔能除風歌見氣門

白芷治產後風歌見時症門

水萍治七十二風能發汗歌見時症門

石膽治風木之要藥歌見痰門

烏藥能散風歌見氣門

薑黃能除風破血歌見氣門

桑蟲治小兒驚風歌見血門

紫葳花能治風痰歌見血門

萆薢治濕風歌見利水門

天仙藤活血散風歌見疝門

木賊能攻濕風歌見目病門

藜蘆治風癇能吐痰歌見殺蟲門

銅青能吐風痰歌見撲損門

蘆薹治赤遊風歌見瘡疽門

喇殺煎湯能洗鶴膝風歌見瘡疽門

金盤八角治麻風痛麻立止歌見撲損門

雄黃散肝風歌見痰門

白蘚皮治風痺歌見利水門亦治產風

馬齒莧能祛風歌見利門

青箱子能除熱風歌見目病門

蚺蛇膽為治風木要藥歌見目病門

蛇牀子主祛風歌見殺蟲門

芭蕉根治赤遊風歌見瘡疽門

公英能治風痺歌見瘡疽門

雉能補虛風歌見補益門

蜈蚣治臍風撮口歌見瘡疽門

痰

疝

下氣行痰名橘紅除寒發表亦爲功核治疝痛葉散癰

便浸薑炙法不同

沈香下氣墜痰涎能降能升脾胃全命門暖精陽可助

腹痛破瘀 噤口毒痢

行氣不傷治最鮮心腹疼痛噤口痢消癥除邪同一般

健脾和胃半夏高補肝潤腎去痰勞發表開鬱下逆氣

頭疼

眉稜骨疼汗並消此性稍燥孕婦忌片薑汁拌毒自消

柴胡麝干堪非使羊肉飴糖混莫教

下乳咳嗽 脚病

栝蔞仁寒能潤下理嗽降痰功最大通乳消腫治胸痺

止血

酒炒尤止一切血便秘可通瀉者忌去油用時枸杞洽

牛夕乾薑反烏頭潤肺滑腸此爲甲

（去寒吐水）澄茄即類胡椒品純陽煖胃消痰飲胃寒吐水鼻不通

多食損肺發瘡疹

（消積）厚樸辛温散濕滿專入足太陰陽明消痰化食厚腸胃

（破血殺虫）破血殺蟲反胃輕誤服脱元孕婦忌去皮薑炙使薑行

砒霜有毒能燥痰截虐除哮性烈然出自信州名信石

（瘀痰）冷泉綠豆莫相兼（治牙疳方見喉症門）輕粉本是水銀鍊瘀痰之

（去熱楊梅）症功獨擅風痰濕熱與楊梅茯苓黃連製之善

（醒酒）烏梅脾肺血分菓斂肺澁腸涌痰可生津止渴酒能醒

（霍乱外科）霍乱吐瀉兼勞熱癰腫蝕肉並能消青梅白梅功用合

反胃噎嗝 安胎

竹茹清肺開胃上上焦煩熱噎嘔吐凉血安胎大有功
消痰止渴竹葉伍

去寒時疫

附子有毒其性浮走而不守各經求補血藥能引在表 氣補

瀉痢 下胎

風寒引藥收入引邪內三陰陽寒氣痰厥脾瀉冷痢沉滯留
通經墮胎督脈病附生爲附母烏頭連生側子天雄號
兩歧烏喙異名求生用發散熟峻補鹽水薑製法優優
若是中毒宜另服黃連犀角甘草投

消痞

青皮色青烈入肝疏肝瀉肺破滯堅除痰消痞治肝鬱

痞

枳痞實痛乳腫汗能連橘之青而未黃是陳醋炒用總安然

定喘消痰 胸痞

枳實行痰下氣施喘止痞消胸寬特開胃健脾同枳殼

目病
忌之孕婦及陽虛又能益氣明瞳子必須炒用始無歧
白芥之子利氣豁痰通行經絡發汗散寒試讀丹溪之
論三子養親方傳能達皮裏膜外兼通脇下腰間若云
嗽哮
三子之孝芥子下氣消痰紫蘇子之兮止嗽定喘萊菔
消積
之子兮食化膈寬惟視病之所在為君為使細參老人
痰喘懶食微炒研用安然（氣實者可用）
撲損大傷
嗽喘腹痛
辛溫萊菔之子生用能吐風痰炒定痰喘咳嗽衝牆倒
消積痢
壁無難（丹溪謂衝牆倒壁之功）治痰有理氣治下痢後重止痛更食化
毒痢理血
噤口
中寬其性兼解麥毒吐血嗽症兼痊耗氣治噤口毒痢
生搗塗跌打火然

生薑之性下食開痰發表宣肺氣而解鬱辛溫行陽分而去寒能殺半夏之毒水積血瘀俱删薑汁治噎膈反胃更與他汁相兼韭汁梨汁地栗汁蔗汁藕汁竹瀝兼童便人乳和蜂蜜更有驢尿酌用堪薑皮和脾慣行水浮腫脹滿五皮全飲五皮若夫煨薑之品不散不燥性全能行脾胃津液能使營衛平安黑薑則除冷而守中異於附子走而不守能使陽生陰長有陰無陽者宜産後大熱者當熱因熱用從治之法産後最宜引血藥入氣而血生因黑色入腎而寒溢生化所以名湯産後良方好古謂其僭上宜大棗輔之

去寒消積　噎嗝

利水

去熱

理血

癭瘤生熱

海粉之萊去瘤消瘦養陰以治煩熱煎丸皆可成功濕

痰可燥熱痰可清堅痰可軟頑痰可靈此景岳之所載

必經用而鮮明

止渴利水

蛤粉止渴利便便小性與牡蠣同功蜂粉化痰消積能治

胸痛

痢嘔水嗽

痰在心胸或痢或嘔並治濕腫水嗽呈能至蜆粉與蜆

肉功同此而堪庸更有螺螄之殼皆屬一類之蟲兼治

鼻淵脫肛

眼痛

鼻淵肛脫主治痰積胃疼比螺螄身長而細則有海螄

瘰癧胸痛

之名寒治瘰癧結核胸中鬱悶留停

明目

鉛性甘寒八石之祖錬丹家必用之水中之金金丹之母明目

解毒

安神墜痰解毒毒中硫黃煎湯可服鉛粉鉛丹其功相

屬

外科

辛平小毒蜜佗僧銀鉛之氣感而成金瘡涑瘡桐油抹

止血鎮驚　治狐臭

止血墜痰並鎮驚饅頭蒸熟擘開操夾在腋下狐臭輕

瘧痢五痔　殺蟲消積　咳嗽

瘧痢五痔並能愈散腫消積兼殺蟲

海浮之石色白體輕止嗽止渴上源可清入肺老痰可治多服鮮功以其損人氣血也

礞石體重色青入肝平木下氣癖結頑痰痰遇即化為水隱君滚痰有丸同焰硝而各二兩水飛淨而剩十錢大黃酒芩各八兩沉香半兩共末丸若是服之量虛實痰涎壅塞下之堪

失音驚癇　風

荆瀝能除風熱失音驚癇痰迷去風化痰妙藥氣虛食

少不宜

目病

天竺黃同竹瀝鎮肝明目無歧亦與荆瀝同治大人小兒兼醫

驚癎燥濕

南星烈於半夏其性入肝肺脾驚癎風眩可治除痰並

喉痺舌瘡疝

能勝濕無論結核疝瘕舌瘡喉痺薑汁甞湯作餅服之爽然若失反防風附子

解毒辟思

黃有雌兮亦有雄山陰山陽別其名殺百毒兮辟思魅

搜風燥濕驚癎殺蟲

搜肝氣兮散肝風慣理痰涎驚癎兼能燥濕殺蟲至於暑瘧泄痢夷堅之志可徵雍公道中冒暑連月泄痢未輕夢至仙居之地有詞寫在壁中其詞曰暑毒在脾濕

泄痢瘧

氣連腳不泄則痢不痢則瘧獨鍊雄黃蒸餅和藥甘草作湯食之妙妙醫家大錯別作治療如方服之而愈萊菔汁煮

消積水腫　定喘黃疸

瓜蒂即瓜丁苦寒入陽明上膈停宿食痰涎並熱風水腫黃疸症濕熱諸病輕類編載堪攷一女喘不停偶遇一道士瓜蒂七枚零為末水調服吐痰如膠腥三焦病如掃此藥妙通靈

喉痹

石膽藥名膽礬味酸澁性辛寒入少陽而治喉痺能上行而吐風痰治風木之要品療痙痫而無難

風痙痫

阿膠能化風痰歌見咳嗽門　白前能下積痰歌見咳嗽門

冬蟲夏草能化痰歌見咳嗽門　麥冬化痰歌見咳嗽門

枇杷葉能降痰歌見咳嗽門
人參治氣虛挾痰歌見理氣門
梹榔能令痰下行歌見氣門
紫葳花治風痰用酒服歌見理血門
瓦楞消結實老痰歌見血門
芫花治痰積歌見利水門
烏臼根皮治小兒痰喘歌見利水門
益智仁能攝痰涎歌見燥濕門
樗白皮能去脾胃陳痰歌見痢門
蕤仁能破痰結心下歌見目病門

百藥煎治痰壅塞歌見咳嗽門
香附用薑炒化痰歌見氣門
神麯治痰氣腹脹歌見血門
桃花能除痰下水歌見血門
龜板治痰瘧歌見血門
續隨子治痰飲歌見利水門
旋覆花能行痰歌見利水門
綠礬能化痰歌見燥濕門
常山治積飲老痰歌見瘧門
青魚膽含咽能吐痰涎歌見目病門

華茇 去寒痰歌見牙痛門

杜牛膝 能吐痰歌見咽喉門

藜蘆 能吐風痰歌見殺蟲門

銅青 能吐風痰歌見撲損門

皂莢 能燥痰歌見風門

菖蒲 能開痰歌見風門

蓬砂 治胸膈熱痰歌見噎膈門

麝干 能改脾肺積痰歌見咽喉門

威靈仙 能行痰積歌見噎膈門

白菓 用石灰搗乱敷痰核最妙歌見撲損門

人中黄 能清痰大歌見時症門

麝香 治痰厥歌見風門

殭蠶 散相火逆結之痰歌見風門

孩兒茶 治熱痰歌見撲損門

咳嗽

目病去熱、消積腹脹

百合甘平潤肺金，清熱止嗽淚無痕。利便治脹兼痞滿，歛肺勝於五味煎。

清熱化痰 下乳催生

貝母微寒苦瀉心清痰散鬱熱煩頻咳嗽吐血與衄血

瘡瘍

乳閉産難功最深兼療惡瘡斂瘡口去心炒用樸微臨

安胎骨蒸 去熱利水

知母清肺下潤腎定嗽安胎骨蒸間浮腫能消利便難

虛損之人嚴為禁苦寒傷胃並滑腸上行酒浸下鹽運

理血化痰

阿膠甘平清肺臟養肝和血化風痰虛勞久嗽兼吐血

崩帶安胎

經水不調崩帶兼用妙安胎瀉者忌剉炒成珠製法全

麩炒蛤粉痰可去蒲黃水炒血歸元酒化水化和童便

山藥為使大黃難

去寒消積

杏仁瀉肺能解肌除風散寒盡用之潤燥消積通腸秘

肺虛而欬莫妄施去皮尖炒研發散著苓葛根惡之宜

去熱理氣血痔殺虫

兜鈴四開形象肺清熱降氣功無對喘促血痔兼吐蟲

要去筋膜取子類

利水去熱癥瘕定喘

葶藶大寒下水氣肺與膀胱均能治止嗽定喘破癥瘕

糯米炒黄將米去

紫菀能補肺經虛性滑不宜大劑施欬逆上氣吐膿血

蜜浸蒸用款冬齊

去熱利水鼻塞

桑白專瀉肺經火利便散痰非小可肺熱鼻塞不聞香

風寒作嗽莫須着外皮刮去單用白續斷桂心為使藥

桑腎色黑入腎經桑葉凉血止消渴去風燥濕目能明

术脹盜汗兼可卻

（去熱止汗目病）五味補肺滋腎水退熱斂汗生津液明目強陰散氣收初嗽脈數切

宜忌補劑蚤灸嗽藥生蓯蓉爲使熬膏易前胡蝪肺甘悅脾厥

（去熱定喘目病安胎）陰瀉熱太陽宜痰熱嗽喘兼實熱明目安胎何所歧

沙參苦寒補肺養肝兼益脾腎二經久嗽而金爲火尅性反防

藜二藥風寒而嗽不宜同

（去寒殺蟲）百部潤肺兼溫肺寒嗽久嗽多用之蚘蛲蛔虱皆可去一切樹

木蛀蟲宜補藥兼行無大槳忌之腸滑胃脾虛句前降

（去熱膈病痰）氣性微寒止嗽開壅下積痰喉作鷄聲服立愈胸膈

逆滿更無難甘草浸來頭鬚去焙乾羊肉莫相

（止血痰）參冬蟲夏草益水保金化痰止血勞嗽相因川産

最上上品藥珍

（利水瘻覓痰）潤肺清心（不去心入心經）分。麥門之冬。化痰行水分。瘻㱬堪輕。

（肺瘻日病）（肺葉焦故瘻潤肺自能治此）生津止嗽分。肺瘻吐膿。脈絶短氣分。參

味脈生。（添人參五味為生脈散）悅顏明目分。泄瀉

勿庸。

（喉病肺癰）款冬味辛性溫本為治嗽要津喉痺肺癰吐膿血上氣

喘渴肺虛因百花之膏古方有陰虛勞嗽用通神生

地麥冬苡仁味紫菀百合共沙參七味加入款冬是分

兩杵（來）各等分内熱甚時二皮著（丹皮地骨）方定堪稱不換全

白米飯亦為草名糯米飯一物異稱和中益胃清勞

嗽補肺潤燥性甘平又名咮咮之草白蜜熬膏最靈

（五淋脫肛）苎麻根治五淋痰哮嗽喘正門肛門腫疼搗坐臨脫肛

搗爛洗薰

（理氣痰）枇杷葉善能下氣氣下火降痰亦愈時珍之論本堪師

一婦久嗽將成瘵枇杷款冬菀杏兜桑皮木通等分是

大黃減半蜜為丸（櫻桃大）夜臥一丸噙化去（食後服）未曾終劑起沉

痾風寒咳嗽切宜忌

海松子甘溫而香潤肺開胃擅長散水除風最妙肺燥咳嗽

更良便溏精滑勿與有濕痰者亦妨

燕窩淡平補而能清（謂性熱者非）化痰止嗽虛損病情開胃而瘦

〔痘疹〕疹魚益補肺而清肅下行其色紅者難得（烏白二色次之）如糙米者亦精

〔利水痢〕鷺肉甘平補陰除蒸止嗽利水熱痢堪輕入腎益血虛痰不生毛白者為虛勞聖藥白鳳之膏有名（葛可久治勞有白鳳膏）其

〔殺蟲解毒〕血治中惡溺死砒霜丹石解蠱鱉甲李子桑甚莫逢

百藥煎者五倍造成一經造釀其體虛輕上焦心肺咳

〔痰牙疼〕嗽痰壅熱渴諸病含噙有功風熱牙疼湯漱自清

蛤蚧之物亦分雌雄（蛤雄蚧雌）補肺潤腎助陽益精定喘止嗽其性鹹平氣虛血竭宜用風寒作嗽勿庸去頭足而

可用酒浸焙而有功

牛蒡子 潤肺理痰嗽歌見時症門

蘇子 治喘嗽歌見痰門

蛤粉 治水嗽歌見痰門

牡蠣 治勞嗽有汗歌見血門

龜板 治久嗽歌見血門

御米殼 治久嗽歌見固精門

馬勃 止嗽除根歌見咽喉門

喘

胡桃皮 歛肺定喘歌見固精門

栝蔞仁 理熱嗽歌見痰門

萊菔子 炒治痰喘咳嗽歌見痰門

海浮石 止嗽歌見痰門

秋石 療虛嗽歌見血門

榆白皮 治嗽喘歌見利水門

五倍子 止久嗽歌見固精門

鷄卵白皮 治久嗽結氣頻劾歌見補益門

紫蘇 定喘歌見時症門

枳實定喘寬胸歌見痰門
萊菔子定喘歌見痰門
葶藶定喘歌見咳嗽門
白茅根治肺熱喘急歌見血門
烏白根皮治小兒痰喘歌見利水門

蘇子定喘歌見痰門
瓜丁能吐痰定喘歌見痰門
前胡去熱定喘歌見咳嗽門
牽牛治水腫喘滿歌見利水門
榆白皮理喘嗽歌見利水門

理氣

破癥
陳皮味辛苦能燥能補能瀉功不少能升能降兼破癥
燥濕
最為脾肺氣分藥佳多服久服元氣損理氣燥濕尤為妙
去熱
甘草生平炙用溫補脾胃瀉心君炙補三焦元氣足入
劉儼同國老芍達蔓用稍尤見效　白朮乾漆苦參君

去熱明目 驚悸反胃
人參生凉熱甘溫補肺瀉火益土金明目開心定魄

止汗風暑 瘧痢理血 吐泻淋痰
除痰消渴內虛同反胃喘促兼自汗多夢紛紜瘧痢頻
淋瀝虛脹中風暑一切血症自能禁亦能補陰畏五靈脂茯苓
使痰涎壅吐用蘆神

去寒反胃 理血外科 疥風
烏藥通腎入肺脾順氣散風兩般施膀胱冷氣小便數吐
食反胃功最奇又治婦女血凝結瘡疥之症皆可宜
氣虛氣熱人禁用酒浸一宿自無歧

消積肺痿 理血崩淋 口臭
龍腦一名即雞蘇清肺下氣穀消無肺痿血痢兼衄
吐崩淋喉腥口臭除

黃芪甘溫生固表無汗能發有汗少炙用益氣溫三

外科痘疹

焦生血生肌肉托藥余嘗治痘瘡潰無膿托膿其效如神痘疹不起用之宜為補藥長稱者老

香附又為莎草根血中行氣大通神十二經中一切氣六

外科崩淋

鬱瘡瘍血崩淋參芪為臣虛可壯熱走肝腎徹周

痰入血

身便浸補血鹽潤燥酒行經絡醋消陳薑炒化痰黑止血堪為氣分諸藥君

頭疼搜風
行痰目淚

川芎為引少陽膈包絡肝經氣分屬血中氣藥鬱能開下行血海上頭目搜風散瘀目淚多單服久服真氣枯

去寒血病

荔枝有核雙結似腎散滯氣而寒邪除治婦人而血痛

止嘔

禁用殼而發痘瘡煅研而止吐噴

狂驚癲癇 哽噎水利

神龍之骨心腎與肝引氣歸元則喘定用澀收脫則魂安黑豆蒸用牛黃可添齒治大人狂熱亦治小兒癇癲燒灰而魚骨可化煅用而小便不難

理血除風 去寒腹脹 撲損

薑黃烈於鬱金其色黃而味辛入肝而血中行氣既產而敗血攻心破血除風達手背而寒濕可去下氣消脹療撲損而經月常新

胸痛消積 行痰利水 醒酒除風 殺虫

檳榔破滯散邪寬胸瀉胸中至高之氣能墜諸藥下行消食行痰氣下水除風醒酒亦殺蟲氣虛下陷所當避大腹檳榔性亦同即大腹子也其性同而少緩

刺胸痛

薤白一名藠子性主下氣調中泄下焦大腸之滯氣導

泄痢後重之塞壅根如蒜而小葉似韭而空胸痺刺痛堪治四逆加此成功四逆散治裏急後重加此最妙但無滯勿用補虛之說勿信

呃逆

刀豆溫中下氣利中益腎歸元有人病後呃逆其聲遠鄰閒令燒此豆存性研末調服二錢白湯送下一服即止

補益

救荒之穀予名東廧甘平堪作飯食益氣能使身強久服不飢

補益

蓬草之子澁平而酸菵草之米味甘而寒二品俱能益氣作飯堪卻饑餐更有不饑之藥蒒草之子亦然能益虛羸損乏兼溫胃口腸間

木香行氣入三焦瀉肺疏肝和脾高一切氣痛凡心痛

黃連制伏用性逾豪

兜鈴能降氣歌見咳嗽門

神麯能散氣歌見理血門

延胡行血中氣歌見理血門

旋覆花能下氣歌見利水門

益智仁能固氣亦能開鬱歌見燥濕門

訶子主瀉氣歌見痢門

銅青理女科氣痛歌見撲損門

桔梗能開提氣歌見時症門

石膏能通三焦氣分歌見時症門

枇杷葉能下氣歌見咳嗽門

芍藥能益氣歌見理血門

牽牛入肺氣分歌見利水門

白术在氣補氣歌見燥濕門

莪蒁治肥氣歌見積聚門

天仙藤通氣分治疝氣痛神效歌見疝門

荊芥能行氣歌見時症門

辛夷專走肺胃氣分歌見時症門

藿香快氣歌見時症門

柴胡 暢氣凡氣升者勿用歌見時症門
蘇梗 辛入氣定喘歌見時症門
沉香 下氣歌見痰門
青皮 疏肝氣歌見痰門
白芥子 利氣歌見痰門
生薑 能宣肺氣解鬱歌見痰門
紫菀 治咳逆上氣歌見咳嗽門
白前 能降氣歌見咳嗽門
丹參 降氣歌見血門
荷葉 升發陽氣歌見血門

羌活 瀉肝氣歌見時症門
橘紅 能下氣歌見痰門
半夏 能下逆氣歌見痰門
枳實 下氣歌見痰門
萊菔子 理氣治下痢後重歌見痰門
雄黃 搜肝氣歌見痰門
五味子 收散氣歌見咳嗽門
款冬花 治上氣歌見咳嗽門
鬱金 散鬱治氣痛歌見血門
續隨子 治冷氣歌見利水門

冬葵子 治燥氣歌 見利水門

豆蔻 安氣積歌 見燥濕門

遠志 能通腎氣上達於心歌見固精門

胡盧巴 除冷氣能令陽氣歸元歌見去寒門

黃連 用吳萸炒治濕熱在氣歌見去熱門

夜明砂 治氣疼歌 見目病門

鵝卵 益氣補中歌 見噎膈門

山藷 益氣歌見補益門

兔 益氣補中歌 見補益門

鍾乳 能令陽氣暴元歌見補益門

淡竹葉 利肺氣歌 見利水門

磁石 能引肺氣下通於腎歌見筋骨門

石斛 入腎而濇元氣歌見固精門

連翹 能除氣分濕熱歌見去熱門

萎蕤 益氣歌見頭痛門

橄欖 開胃下氣歌 見哽噎門

牛乳 治逆氣歌 見噎膈門

雉 益氣補中歌 見補益門

狗獾 益氣補中歌 見補益門

血

獺肝 通經歌見殺蟲門

阿膠 和血歌見咳嗽門

桑葉 凉血歌見咳嗽門

冬蟲夏草 止血歌見咳嗽門

人參 治一切血症歌見氣門

烏藥 行血歌見氣門

香附炭 止血歌見氣門

川芎 行瘀歌見氣門

荔枝核 治婦人血痛歌見氣門

大豆黃卷 破婦人惡血歌見利水門

琥珀 入肝行瘀歌見利水門

瞿麥 通經歌見利水門

箬炭 止血歌見利水門

三棱 破瘀歌見積聚門

樗白皮 入血濇血歌見痢門

巨勝子 活血歌見補益門

萊菔子 治吐血歌見痰門

黑薑 引血藥入氣而生血歌見痰門

薑黃治肢血攻心歌見氣門
無名異和血歌見撲損門
銅青理女科血痛歌見撲損門
漏蘆通經歌見瘡疽門
蕓薹散血歌見瘡疽門
荊芥炭歌見時症門
細辛行血歌見時症門
防風止血歌見時症門
柴胡通經歌見時症門
紫蘇和血歌見時症門

酒瓜蔞止血暈見痰門
厚樸破血歌見痰門
落得打行血止血歌見撲損門
血竭去瘀生新歌見瘡疽門
馬鞭通經歌見瘡疽門
元肉引血歸經歌見補益門
薄荷破血歌見時症門
芒硝通經歌見時症門
黑山梔止血歌見時症門
醋單破血歌見時症門

犀角清血熱歌見時症門

理血

百草霜溫能止血陽毒發斑瘧痢別咽喉口舌白虎瘡俱能治之使好也

卷柏生用破血瘀癥瘕淋結效不虛腸風脱肛須炙用炒應鹽水火徐徐

神麯散氣化水穀產後血暈亦堪服回乳消脹並治痰六神配合妙用足若夫紅麯治不同入營破血產後露赤赤白下痢跌損傷性溫燥胃功於伍

芍藥酸寒瀉肝火兼安脾胃和血脈益氣除煩斂汗高

痢
補勞退熱安胎可赤能瀉散白能收血分醋炒痢不久蒲黃
生用破血瘀心腹膀胱寒熱稀炒黑性濇止諸血包絡
血分施之奇
五靈脂為鶡旦禽通利血脈性甘溫血暈半炒半生服
瘧疝驚疳
血虛無瘀莫並陳行血宜生止宜炒驚疳瘧疝惡人參
疼痛腹痛
墮胎疝
延胡索溫不甚熱行血中氣氣中血上下內外痛皆宜
產後血暈疝氣絕通經墮胎虛莫吞生用破血炒調血
腸風墜胎
目病去熱
痢
槐花涼肝大腸血風熱目赤赤白泄吐崩諸血陳者良
亦同槐實疏肝熱槐實能治大腸風明目墜胎更宜戒
當歸之藥入心肝脾氣血各有所適滑泄宜慎所施帶

脹（腹疼頭疼腰疼）腹疼腰溶溶如坐水衝脹為病氣裏急而逆施頭痛腰痛心腹痛陰虛陽虛腸胃虛川產秦生攻補互異鑱頭馬尾發散皆宜

至（瘰癧溢精咳嗽止汗去熱病）於軟堅之藥。牡蠣最奇。消瘰癧結核之症。破疝瘕老血之瘀。崩帶遺精。溢堪收脫。勞熱嗽汗。寒可治虛。鹽水煮成。貝母堪為佐使。煅粉用候。麻黃漫與相依。

維牛之膝。苦酸而平。為肝腎之妙劑。引諸藥而下行。燒酒（筋骨）蒸來。益肝腎而強筋骨。本性生用。散惡血而破癥瘕。性下行而滑竅。忌夢遺與失精。

茜草之名茹藘肇錫血見生愁（亦名血見愁）入營行滯味酸

走肝方[illegible]走血一[illegible] [illegible]煎通經暈急

紫葳之花女科妙品別號凌霄（凌霄花） 厥陰血分血中伏

風痰 火能降淋閟帶崩血悶虛人孕婦莫服風痰酒服堪問（酒服二錢治風痰神效）

白芨斂澁辛平入肺止血呈能摘玄有試血之法水內

一試自清浮爲肺血沉肝血半浮半沉心血明隨見用

撲損 羊心肝肺白芨爲末蘸服輕（治跌打折骨酒服二錢）

三七山漆一物二名吐衄崩痢散血定疼金瘡要藥離

目病撲損 腫目紅（醋磨塗瘡即散已破爲末摻之） 能損新血無瘀勿庸

丹參氣降包絡心胲破宿血以生新血安生胎而墮死

筋節 胎爲女科調經要藥治骨節風痺不隨

利便去熱 紫草氣寒入厥陰 平涼血活血二便伸痘瘡血熱毒難

痘疹 出古方用茸妙通神取其初得陽氣也

去熱腰疼 澤蘭散鬱兼舒脾泄熱和血二陰足太陰厥陰 宜產後血瘀

撲損外科 腰疼痛癰毒撲損塗之奇更有馬蘭之品陽明血分用

瘡痔 之功與澤蘭相似鼻衄瘡痔同施

鬱金散鬱入包及心吐衄尿血經血逆侵血氣諸痛敗

腹痛顛狂 血攻心顛狂失志白金丸吞此味七兩白礬三兩薄荷糊丸名白金丸蓋以玉金

散惡血白礬化頑痰故也

[illegible] [illegible]用古方可謂其補舒雀生墮胎 兮兼

破癥瘕瀉肺散肝兮去刺酒浸

（產难）紅花即古紅藍花行淤活血婦人家胎死腹中兼經閉

（喉閉痘疹）産後血暈口無譁（謂不能言語）喉閉不通危急症痘疹血滯

自能差若是過用醫之罪血流不止命堪嗟

（利便撲損 外科瘡）王不留行性善行通利血脈達任衝利便通經風痺息

金瘡止血療毒癰失血漏崩及孕婦忌之尤貴水漿蒸

（腸癰）大小之薊破血同功性涼味苦吐衄腸癰小薊力微生

新去舊大薊力竣兼化毒癰更有十分妙用丹溪之論

（陰囊腫痛）可徵小薊治下焦之血淋大薊定陰囊之腫疼

（腹脹撲損）有時劉家來寄奴善承使令癥能除通經下脹皆可任

痢　痰　狂　止瀉

能使金瘡血不濡
桃仁味甘食之緩肝無已曰肝苦急甘以緩之能通大腸之血熱入
血室兼痓血燥血痞血痢若無痰者莫餐小腹滿痛小便自利者爲畜血
至於除痰下水積聚風狂便秘血滯桃花最良昔有純
佑之女純佑姓范杜陽編載之此事喪夫之後發狂晝夜閉之暗室
忽然夜斷櫺窗登桃樹而食花幾盡自此宿病消亡
更有一婦患瀉數年百治不痊或言傷飲有積桃花落
後可餐棘鍼刺取數萼以麵作餅和搏煨熟勿犯犯人手
米飲送下胃間當時瀉下如注昏困六日安然儒門事親所載

產後瘀痢 蓮藕之節尤能止血解毒消瘀産後悶絕研汁和地黃入熱酒童便飲之吐衄痢淋血症一切即愈

痘疹遺精 荷葉能升發陽氣痘疹倒靨者宜合殭蠶等分為末胡荽湯送下即愈散瘀血而留好血吐衄崩淋兼施莫一治遺精極驗三錢研末酒吃

解毒産後下胎衣 菓名慈姑主治百毒産後血悶胎衣不出搗汁絞來一升可服多食生災腸風痔漏多食患此

驚風墮胎 桑蟲有毒小兒驚風墮胎下血滿下崩中令人每用以發痘誰知為害無窮痘家不可妄用

撲損下乳木舌 䗪蟲即土鱉能去血積折傷補接最高接骨丹中用此水服而乳

凝立至煎服而木舌自消虛入有瘀酌用菖蒲皂角須拋

女癆

蝱蟲有毒破血行瘀消積遍行經絡墮胎只在須臾余治女癆用是大黃蟅蟲丸施未終一劑即愈仲景之法堪師（仲景有大黃蟅蟲丸）

水蛭即馬蟥惡血積聚方鹹鹽莫並用用時炒枯黃

瀉痢腸風 目病疳虫 聤耳瘡

烏鰂之骨螵蛸亦名鹹走血而溫和血入肝腎而血脈通性濇治久虛瀉痢治血止吐衄腸風瘧症癆蟲目翳淚出聤耳出膿（性能燥膿收水 加麝少許摻入）

痰

瓦楞瓦壟魁蛤別名消老痰之結實破血癖之堅凝用

火煅而醋淬研細粉以呈功

血痢血淋 舌血鼻血

人髮名血餘補陰亦行瘀血痢並血淋舌血鼻血宜吹鼻

小兒驚熱

小兒驚熱病和雞子黃煎汁服存性煅研之

遂元水為童子便已溺回輪酒亦名降火滋陰功甚速

撲損

損傷吐衄亦堪輕跌打血悶人將死熱茶灌下即能醒

嗽

產後血暈兼火嗽敗血入肺有神功更入秋露為秋石

骨蒸

石膏七錢攪在水中降火滋陰真妙藥慣安五臟退骨蒸

白濁遺精

能軟堅塊療虛嗽何憂白濁與遺精

花蕊之名花乳亦名氣平酸澁專入肝經能化瘀血成

撲損下胎

水能抹金瘡口平胞衣死胎可下煅研飛淨自靈

崩帶慢驚 去熱噎
代赭石溫平肝包血熱吐衄崩帶勞更加瓜仁慢驚治
若添旋覆治噎高煆紅醋淬水飛用乾薑爲使命追追

安心神 種子
紫石英溫濕去枯肝血不足心神無血海虛寒能使孕
煆紅醋淬水飛諸

去熱溺血
側柏之葉西向得金血分濕熱吐衄崩淋腸風溺尤血血

癢痛殺虫 火傷
蒺藜頻頻風痛歷節諸癢來侵余用之甚效並殺蠱蠱並塗火
焚搗爛調塗水性屬苦寒燥澁丹溪以爲補陰宜微炒用

白薇苦鹹而寒陽明衝任之藥支滿忽不知人血厥汗出

去熱淋瘧
過多氣塞熱淋溫瘧婦人淋露傷中產虛煩嘔可療針
不行而厥
白薇散治胎產遺尿白
薇白芍等分酒調服

鼻血吐血 崩淋喘急 行水

白茅之根入手少陰太陰陽明足部堪尋血中伏熱吐衄崩淋肺熱喘急行水更神（時珍謂此清火行水良藥也世人每忽之烏足知此）哉虛寒吐血治另有因（不可用此）

去熱

金盞銀臺之藥本名水仙之花婦人五心發熱衛生易簡方誇乾荷赤芍等爲末湯服二錢熱自差

去熱消蒸 驚癇瘛瘲

丹皮瀉血中伏火能退無汗骨蒸和血涼血生血破血止血通經更療驚癇瘛瘲後期不淨勿庸

去熱吐血 鼻血利便 撲損崩

地黃大寒入腎心瀉丙火而清燥金平血逆兮崩中吐衄清諸熱兮腸胃救焚又能通利二便兼治折損絕筋

乾地性同氣寒而潤熟地性滯膈窒莫吞

（骨蒸勞骨　腰痛痢疾　嗽瘧）
龜板至陰金水之門補心益智入腎滋陰骨蒸勞熱滋甚久嗽痰瘧難禁腰腳酸痛並瀉痢腎虛無熱浸相臨

龜鹿二仙膏最妙（合鹿角並用得名）陰陽配合效無垠（龜陰鹿陽也）桑柴熬膠功更勝自死名敗（自死者名敗龜板）惡沙參

（疔腫乳癰　胎漏產難　崩帶血痳）
益母之草茺蔚錫名勿謂其有益母之號遂稱其有補益之功散瘀能消疔瘡塗抹更治乳癰胎漏產難最宜崩中帶下血痛血淋更兼血運血風手足厥陰並入經人散大忌逢

鱉甲歌見瘧門

桑寄生歌見筋骨門

蓮蕊歌見固精門

吳茱萸行血歌見去寒門

生鹿角行血歌見去寒門

黃連去心經瘀血歌見去熱門

天鼠矢入肝經血分歌見目病門

射干破心脾老血歌見咽喉門

艾止血歌見去寒門

天仙藤活血歌見疝門

戎鹽治吐溺血歌見目病門

夜合皮和血止痛歌見殺蟲門

醫藥家棖卷四終

醫藥家帳卷五

新城王　銓松舫

本草因病分類歌

利水

去熱口焦舌乾胸滿

茯苓甘溫助脾腸入肺泄熱通膀胱口焦舌乾胸膈滿

遺精安神

水腫淋瀝遺精當便結能通多能止止渴安胎藥最良

赤者入心小腸腑皮治水腫腹脹方

去熱下乳催生耳目鼻

通草氣寒降肺熱通胃上達下乳𥻆五淋水腫耳目鼻

退熱催生妙藥方

燥濕去熱止渴酒毒

苦參燥濕寒退熱益精養肝五臟安生津止渴利九竅

（腸風尿血）
腸風溺赤酒毒刪肝腎虛寒忌勿服泔浸蒸用元參添

（去熱疝瘕消積癩㿉外科麻）
甘遂有毒寒瀉腎水氣腫滿及便淋疝瘕積聚癩㿉兼
麵裹煨熟劑不峻傳瘡内用甘草湯其腫立消無須問

葶藶　見咳嗽門

（疥瘡毒魚痰）
芫花有毒用宜慎五水喘滿痰積甚醋煮水浸毒可消
根用療疥毒魴鱒

（去熱時症下乳消胎）
滑石瀉熱降心君入肺發表亦通神下達膀胱通水道
通乳滑胎效無垠

（去熱去濕喘消痃癖）
牽牛有毒熱勝熱入肺氣分濕能卻大小便秘下焦凝
水腫喘滿痃癖結黑者亦有黑丑名去皮用時虛人戒

五淋行瘀
磨障明目
明目腹脹
消積血痢
外科
蜘蛛咬
囊腫解酒

琥珀安心定魂魄肺氣下降通膀胱能治五淋通小便入肝消瘀療金瘡又能明目磨障翳柏仁煮末用之當

藥名蔓荊水利目明治黄疸而消腹脹破積聚而散癥瘕小兒血痢之餘瘡疽並治蜘蛛咬傷之候塗抹堪輕搗根而敷囊腫服末而解酒醒塗瘡搗蕓薹之汁調服和雞子之清

破血去寒
痰飲外科

續隨亦號千金辛溫而有小毒行水破血痰飲並冷氣能除塗疥傅瘡去殼而壓油可入此性攻擊太甚脾虛便滑者服之必死今之遊村賣藥者治水腫用此一兩去殼壓油研細分作七服五更頻服當下利至曉其腫立消忌鹽醋一百日索謝而去未幾再作無藥可救間有愈後不發者而其暗損真氣或至死於他鄉

去濕去熱、筋攣痳

薏苡之仁陽明妙藥瀉水故能益土健脾而能止水淋益土所以生金補肺而能清濕熱力緩而藥倍於他炒熱而筋攣可卻

解砒毒 外科

烏臼根皮性最沉利水通腸大戟臨砒毒能消疔瘡疕

小兒痰喘

小兒痰喘效頻頻

去濕熱、滑腸喘嗽

滑可去著榆白之皮通二便兮利諸竅滑胎產兮滲熱濕下有形留滯之物為五淋喘嗽之需

去濕

澤瀉其性善瀉古人妄云補虛扁鵲謂其害目時珍取其瀉濕桂附八味能接引腎虛精滑莫妄施腎經無濕熱不可投

外科去熱、崩漏

石葦苦甘其性微寒通膀胱而利水道清肺金以資化

源功在利濕清熱崩淋發背可痊治發背爲末炒酒調服亦可敷

去熱風痺癬疥風瘡

皮爲白鮮氣寒善行入脾胃而除濕熱達膀胱而使水行爲諸黃風痺之要藥妝風瘡俗名爲疕癬疥之殊功一味名湯最效時珍用治產風

明目通經五淋去熱外科

瞿麥涼心利小腸一切邪熱逐膀胱明目通經兮爲五淋之要品治癰消腫兮爲利竅之良方

去濕熱淋殺蟲陰蝕

萹蓄一名萹竹黃疸熱淋之方蚘咬蟲積俱能降陰蝕女人爲上

去熱風丹雀盲眼

地膚之子性寒膀胱積熱能刪煎湯洗浴治風丹兼洗雀盲病眼

赤白帶 湯火傷 傷手瘡

寒潤滑利呈能當冬厥有葵子行津液兮營衛通消水腫兮二便利更有蜀葵之花赤带白帶異治赤者能治血淋白者能燥〔治〕氣如有湯火傷瘡爲末敷之自愈

去熱莖痛 傷寒狂熱

甘寒淡滲海金砂小腸膀胱血熱差五淋腫滿莖中痛太陰血分是其家若是傷寒狂熱甚梔子丹硝兼蓬砂大熱堪由小便退釜底抽薪義自佳

撲損理氣 軟堅外科 痰

下氣行水旋覆花大腹水腫性堪誇痰結噫氣堅能軟腫毒金瘡亦用他細毛射肺令人嗽蒸用絹裹自無差

去熱止血 乳癰目疾 淋

淡竹葉走而不守利小便去熱消煩性甘寒與箬相類利肺氣淋閉同戡若論主治之廣箬較竹葉稍繁止諸

血燒炭存性一錢温酒服　治五淋入麝同煎煮酒罈頭箬葉七个燒灰入麝香一匙陳米湯飲下日三服　消乳癰酒服甚效燒灰服二錢　愈目疾淋汁洗堪

去濕熱
防已辛苦復大寒十二經通九竅寬下焦血分除濕熱膀胱主治熱邪删

特症去熱
豬苓甚於茯苓狀如豬屎故名發汗利濕行水特症大熱堪輕宗奭以為損腎昏目潔古以為無濕勿庸淡滲燥亡津液故也去皮用

胸病腳氣
大腹之皮瀉肺和脾利便寬胸有效水腫腳氣兼施稍涉虛者勿用黑豆湯洗方宜鳩鳥棲其上故宜洗淨

殺虫通乳
痔漏陰腫

萵苣苦冷微毒（中毒者以薑汁之壅）性與白苣同功慣殺蟲蛇之

撲損除血

毒能通乳汁之壅其物來自萵國其子妙用無窮痔漏陰腫兼下血損傷作痛自堪平除血搗敷臍上妙小便不通亦靈

外科瘍

若心之穀（血赤者心之穀）為赤豆最良敷瘡疽而和雞子（凡瘡疽用雞子白調敷與潰爛幾絕者無不立效）治瀉痢而通小腸（用鯉魚煮食能消水腫）

去熱破血
筋骨濕痺

大豆黃卷其性甘平黑豆生芽五寸壬癸之水浸成壬癸（日以井華水浸成候生芽用）水病而成脹滿積熱而在胃中更破婦人惡血筋攣濕痺有功

瘰癧哽噎

螻蛄治水甚效性急虛人莫逢通便而二陰皆利逐水

而十種俱平貼瘰癧頗效化骨鯁殊靈

萆薢入足厥陰陽明以强筋骨以祛濕風更兼膀胱宿水失溺莖疼若火熾而溺餘瀝此藥萬不可庸本有黃白二種白者良而黃者無名萬全護命方云凡人小便數便時痛不可忍者必因大腑秘熱不通津液甚則身熱心燥思水其平日貪酒色堇臟之物積有熱毒腐物流入小腸故便時作痛也此便數而痛與淋澀而痛不同宜用此味二兩爲末每服二三錢使水轉入大腸自愈或曰腎有二竅淋症出溺竅濁症出精竅是也

空青歌見目病門

楮實歌見哽噎門

威靈仙消水積歌見哽噎門

牛蒡子利便歌見時疫門

土瓜根歌見時疫門

田雞歌見時疫門

白頭蚯蚓 歌見時症門

生薑皮 歌見痰門

知母 利便歌見咳嗽門

桑白皮 歌見咳嗽門

蝦龍齒 歌見氣門

紫草 利二便歌見血門

白茅根 行水治淋要品歌見血門

枸杞子 利便歌見筋骨門

濁淋

藕實 治白濁歌見固精門

桔梗 利大小便歌見風門

蛤粉 歌見痰門

葶藶 下水氣歌見咳嗽門

麥冬 化痰行水歌見咳嗽門

檳榔 歌見氣門

王不留行 利便歌見血門

地黄 利二便歌見血門

鶩肉 利二便歌見血門

芡實 治濁歌見固精門

桑螵蛸 通五淋治濁歌見固精門

杜牛夕 治砂淋血淋歌見咽喉門

使君子 治濁歌見殺蟲門

芭蕉根 治血淋歌見瘡疽門

雀卵 治婦人崩淋歌見益補門

苧蔴根 治五淋歌見咳嗽門

香附 治血淋歌見氣門

藕節 治血淋歌見血門

側柏葉 治溺血歌見血門

白茅根 治血淋歌見血門

仙茅 治失溺無度歌見去寒門

貫仲 治淋歌見哽噎門

漏蘆 治尿血歌見瘡疽門

公英 通淋歌見瘡疽門

梔子 治五黃淋閉歌見時症門

人參 歌見氣門

卷柏 治淋歌見血門

人髮灰 治血淋歌見血門

白薇 治熱淋歌見血門

益母 治血淋歌見血門

苦參 治尿血歌見利水門

琥珀 治五淋歌見利水門

石韋 治淋歌見利水門

萹蓄 治熱淋歌見利水門

蒼朮 治濁歌見燥濕門

馬齒莧 治淋歌見痢門

萵苣子 搗敷臍上治尿血歌見利水門

黃疸

鐵砂 療水疸歌見驚狂門

天仙藤 治妊娠水腫歌見胎門

甘遂 歌見利水門

薏苡仁 止淋歌見利水門

瞿麥 治五淋歌見利水門

淡竹葉 通淋閉歌見利水門

石蓮子 治淋濁歌見痢門

秋石 治白濁歌見血門

陽起石 治水腫歌見去寒門

兔 歌見補益門

豬獾 治水腫將死 歌見益補門

瓜蒂 吐水治黃疸 歌見痰門

牽牛 治水腫喘滿 歌見利水門

茯苓皮 歌見利水門

白頭蚯蚓 治大腹黃疸 歌見時症門

豬苓 利濕歌見利水門

烏芋 歌見積聚門

大青葉 治黃疸歌見時症門

燥濕

腸風濕帶濁

蒼朮燥濕發胃陽痰水吐瀉並能匡腸風帶濁兼六鬱
燥結多汗用難康糯米泔浸芝蘇炒防風地榆使臣良

去寒消積 反胃目病 腹疼

豆蔻流行三焦道溫脾暖胃肺家藥氣酒寒濕積同攻
吐逆反胃腹疼絞白睛生膜目眥紅研細用時痰可療

理氣止血

白朮味苦能燥濕在血補血氣補氣止血利便慣生津

止瀉墜胎 外科明目 心疼

無汗能發有汗少血燥無濕莫吃他土炒蜜炒脾家益
肉桂純陽肝腎家命門相火足堪誇益陽消陰除固冷
表虛自汗可微加又能益肝扶脾土燥濕止瀉墜胎娃
去內外皮桂心是內托癰疽瘡痘家九種心疼皆可治
益精明、目用偏嘉

去寒澀精

藥名益智熱燥脾經補三焦之不足主二火以滋生固
氣澁精攝痰涎而縮小便溫中進食開鬱結而使宣通

爐甘石 伐木勝濕歌見目病門

蛇床子 燥濕歌見殺虫門

蕪荑 滲皮膚濕歌見殺虫門

蟾蜍 行濕氣歌見瘡痘門

秦艽 燥濕歌見風門

香薷 清暑利濕歌見時症門

白藊豆消脾胃暑濕歌見時症門

草頭烏歌見風門

附子去寒濕歌見痰門

南星歌見痰門

苦參燥濕歌見利水門

榆白皮滲濕熱歌見利水門

防已除血分濕熱歌見利水門

樗白皮燥濕勝熱歌見痢門

皂莢燥濕痰歌見風門

蠶砂歌見風門

雄黃治暑濕歌見痰門

陳皮歌見氣門

薏苡仁清濕熱歌見利水門

澤瀉去濕熱歌見利水門

綠礬燥濕化痰歌見積聚門

積聚

奔豚痃癖血積

莪朮氣温入肝木氣中之血能通復奔豚痃癖皆可開

雖為泄劑能益補心積伏梁臍至心肝積肥氣在左脇
肺積息賁在右边脾積痞積在巴闕腎積奔豚腹至心
專用下藥損真氣三稜莪蒁兼人參贊助成功真易易
神麴麥芽化穀食麪食須用萊菔子神麴解見理血門萊菔子解見痰門
化肉阿魏與山查紫蘇化魚毒可治葛花枳椇酒積消
麝香消酒並菓積麝香見風門芫戟牽牛水飲除芫花牽牛見利水門
芒硝大黃熱可去芒硝大黃見特症門雄黃膩粉涎積消雄黃見痰門
虻蟲水蛭破血積見理血門
三稜入肝血中氣兼入脾經破血餘瘡硬塊堅停宿食理血癥瘕數堅
醋浸麪裹炒之宜

噎嗝化銅 消渴黃疸 墜胎脹疼

烏芋地栗葧臍之名消食攻積兮能治噎膈五種消渴黃疸兮並可解蟲毀銅誤吞銅者同胡桃食即化孕婦切忌兮腹中脹滿小兒食多兮臍下結疼

頭疼痘疹 赤丹去黑

胡荽消穀止頭疼通利小腹及心經痧疹痘疹如不出煎酒噴之治法靈除頭噴身令遍盞覆一煖即出小兒赤丹塗汁炒面上黑子洗之輕

麥糵炒用即麥芽消食和中助胃而資建運快脾而使流通能消麪菓之積尤療婦乳之癰薛立齋治一婦人衰子乳脹欲成癰單用麥芽一二兩炒煎服立消其破血散氣之功如此若穀芽之快脾開胃消食化積同功

去寒積 痃癖奔豚 腹脹目病 齒病咽病 疝瘡

丁香雀采也純陽能泄肺溫胃療腎助陽事陰地可暖胃冷除痃癖奔豚用之是胃虛有火忌用之雌名雞舌雄乳子苦溫微毒句丁香疝瘕積脹及疽瘡胬肉攀睛能使去齒䶦咽喋自無妨男女雌雄須互用陰用雄陽用雌甘草水浸焙乾良

倒倉法

牛肉甘溫屬土補脾益氣安中能治久年積聚倒倉之法極平此方傳自西域借補為瀉呈能廿觔壯黃牛肉洗淨煮糜為憑濾去肉渣之後再熬、琥珀色成飲特空服坐密室取汁每飲一大盅少特更飲數十次在上則吐下利行吐利之後必大渴即飲己溺滌餘腥饑倦先

與米湯飲二月再將淡粥啖次與厚粥兼軟飯一月沉疴自能平房事須戒半年久牛肉一生不可膚

綠礬（燥濕化痰 喉痺）燥濕化痰主治略同白礬散喉痺而消食積（治喉痺醋調咽汁）仙傳方伐木名丸倉朮二觔米泔浸黃酒之麴四兩全此味一觔陳醋拌曬乾火煆末和丸治肝木克脾之症腹中脹滿諸般

吴茱萸（消食積歌 見去寒門）

白椶（化腹中痞塊 歌見目病門）

急性子（消血積硬塊 歌見哽噎門）

驢溺（破癥積歌 見噎膈門）

黃土炒連（化食積歌 見去熱門）

天鼠矢（治血塊痛歌 見目病門）

威靈仙（消痰水積瘵積 荷歌見哽噎門）

硇砂（破瘀消食歌 見噎膈門）

阿魏消肉積歌見腹痛門

莪蒁消痞歌見益補門

人中黄消宿食歌見特症門

厚樸消痰化食歌見痰門

枳實化痞歌見痰門

生薑消水積歌見痰門

瓜蒂吐上膈宿食歌見痰門

杏仁消積通腸歌見咳嗽門

檳榔歌見氣門

蔓荊子破積聚歌見利水門

榧子消積疳歌見殺虫門

鳧消宿食歌見補益門

麝香消菓酒積歌見風門

青皮消痞破滯歌見痰門

萊菔子化麪食歌見痰門

密陀僧歌見痰門

百合消痞滿歌見咳嗽門

雞蘇消穀歌見氣門

神麯化水穀歌見血門

豆蔻氣酒寒濕諸積歌見燥濕門

石首魚（消宿食化果積歌見痢門）　甘遂（治疝瘕積聚歌見利水門）

木瓜（化食歌見筋骨門）

痢

（開音止渴瀉氣）訶子瀉氣少澀腸開音止渴服之良氣虛嗽痢初起忌酒蒸去核固胃腸

（燥濕理血去熱崩帶）皮名樗白臭椿之根燥濕勝熱收斂功深入血分而澀血主肺胃之痰陳亦治婦人崩帶皋推斷下如神（治血痢與小兒下血其效如神）

（目病崩帶）秦皮色青目疾能明（除肝熱而平木故也）能治崩帶下痢以有收澀之功

去熱濕瘧 血痔偏墜

堅腎涼血白頭翁熱毒血痢二陽明白頭翁湯秦連柏

仲景治痢有奇功溫瘧寒熱兼可用血痔偏墜搗敷輕

頭多白毛方可用柴胡之藥混难同得酒良肆中多有以柴胡混者

去熱固齒

金陵之草又名旱蓮鱧腸著號甘酸而寒擦牙固齒赤

痢頻痊若不佐椒紅薑汁恒恐痛瀉連連

去熱濁淋

石蓮子寒能清心入卤反浮入水沉開胃進食療噤痢

濁淋諸症亦其門同人參等分治痢最佳搗碎用

目病

莧菜忌與鱉同食通竅利腸治初痢子治肝風目能明

眼見黑花眼之的

殺虫祛風 滑産淋

馬齒之莧能殺蟲散血解毒兼祛風利腸滑産治淋痢

外科

熬青散瘡有奇功

消積聚積 腹脹種子

魚名石首黃花亦稱開胃益氣宿食無停炙食則消瓜成水用鰾則種子暖精治下痢而最善療腹脹而有功

崩帶遺精 催生

赤石脂兮固下療崩帶兮遺精治腸澼兮泄痢能下胞兮催生赤入血兮白入氣臟粘舌兮最爲精禹餘之糧並入固下用之呈能良

薄荷 歌見特症門

大青葉 治熱痢歌見特症門

菖蒲 治噤口痢歌見風門

附子 治冷痢歌見痰門

豆豉 治血痢歌見特症門

糞蛆 治毒痢作吐歌見特症門

沉香 治噤口痢歌見痰門

萊菔 治下痢後重亦治噤口歌見痰門

蛤粉歌見痰門

鷰肉治熱痢歌見咳嗽門

百草霜歌見血門

生白芍歌見血門

桃治血痢歌見血門

人髮治血痢歌見血門

蔓荊子治小兒血痢歌見利水門

續斷治血痢歌見筋骨門

御米殼濇久痢歌見固精門

艾治冷痢歌見虛寒門

雄黃歌見痰門

薤白治下痢後重歌見氣門

紅曲治赤白下痢歌見血門

槐花治赤白痢歌見血門

藕節治血痢歌見血門

龜板歌見血門

青蒿治久痢歌見瘧門

木瓜歌見筋骨門

五倍子治血痢歌見固精門

枸橘葉歌見咽喉門

牛乳見噎膈門

雲母石歌見撲損門

猪獾治久痢歌見補益門

大便

鱉甲治痔核歌見瘧門

藕實止瀉歌見固精門

蝟皮治五痔歌見噎膈門

榧子治痔歌見殺虫門

熊膽塗五痔歌見風門

蜜佗僧治五痔歌見痰門

蕪荑治冷痢歌見殺虫門

雞肉歌見補益門

梅花片治五痔歌見驚狂門

沙苑蒺藜治痔痛歌見筋骨門

五倍子止瀉歌見固精門

蛇床子治脫肛歌見殺虫門

秦艽治大便血歌見風門

螺螄殼治脫肛歌見痰門

馬蘭 治痔歌 見血門

萵苣子 治痔漏歌 見利水門

苧麻根 洗脫肛歌 見咳嗽門

白頭翁 治血痔歌 見痢門

小便

桑螵蛸 治陽痿歌 見固精門

吳茱萸 研末醋調貼足心止夜多小便歌 見去寒門

陽起石 治陽痿歌 見去寒門

覆盆子 治陽痿歌 見撲損門

雀梅葉 治便毒歌 見瘡疽門

馬兜鈴 治血痔歌 見咳嗽門

卷柏 治脫肛歌 見血門

桃花 止瀉歌 見血門

炙飼小兒止夜尿猶妙

茴香 治陽墜癩歌 見去寒門

蛇牀子 治婦人陰癢歌 見殺蟲門

土茯苓 治楊梅方歌 見瘡疽門

馬鞭 治楊梅歌 見瘡疽門

象皮 燒灰，油敷下疳最妙歌見瘡疽門

鳳凰衣 研末敷下疳歌見補益門

大薊 治陰囊腫疼歌見血門

萹蓄 治女人陰蝕歌見利水門

萆薢 治失溺莖痛歌見利水門

雀卵 治陽痿歌見補益門

輕粉 治楊梅歌見瘡門

蔓荊 搗汁敷囊腫歌見利水門

海金砂 治溺莖痛歌見利水門

萵苣子 治陰腫歌見血門

瘧

去熱盜汗
久痢尸疰

青蒿得少陽之令故入少陽厥陰膽肝能除骨髓之熱虛煩盜汗相因專治久瘧久痢鬼氣尸疰來侵若論尸疰之病其發昏有所因刺痛無定處者飛尸之症見尸即痛作者遁尸之人每發恍惚得風雪而作者風尸之恙每

發紋切遇寒冷而作者沉尸之身下此則精神錯乱當覺身㑹遇節必作尸疰名存冬至元旦之日各服二錢如神

鱉甲骨蒸血瘕痔核瘧疟鹹寒色青入肝勞瘦骨蒸寒熱往來並治温瘧老母血瘕痔核並厥陰血分之病莧菜難子莫參

常山痰苦寒積飲老痰壅食多效肉食者难截瘧要藥甘草水煎

豆豉治温瘧歌見時疰門

全蝎治瘧疾歌見風門

雄黄治瘧歌見痰門

麥奴治温瘧歌見時疰門

蜜陀僧治瘧歌見疾門

人參治久瘧歌見氣門

百草霜 治瘧歌 見血門

烏鰂骨 治瘧歌 見血門

龜板 治痎瘧歌 見血門

何首烏 止惡瘧歌 見筋骨門

雲母石 治瘧歌 見撲損門

夜明砂 治魅瘧歌 見目病門

驚狂

銕落解毒消癰鎮心平肝定驚性畏磁石皂莢砧上打

落得名器物生衣名銕繡飛起如塵名銕精性司鍼砂磨鍼

水粗慶畜末也之性稍異能療水疸散癭

五靈脂 治瘧歌 見血門

白薇 治溫瘧歌 見血門

白頭翁 治溫瘧歌 見痢門

麝干 治瘧母歌 見咽喉門

元修菓 止熱瘧歌 見補益門

目病癲邪 月痛下胎

體陽性陰箭鏃砂即硃砂祛風明目自無差鎮心定驚辟

邪魅癲狂牙疼亦其家胎死腹中堪立下水煮一兩酒

服佳

食鹽以水制火補心能治心虛一人病笑不止炒赤煎

沸飲之一婦病此半載予和此法亦施

聰耳明目 三蟲五痔

冰片云是老杉脂善走能散入肺脾聰耳明目 治風癇

三蟲五痔最相宜

細辛 治膽虛驚癇歌見時症門

熊膽 平肝療驚癇歌見風門

白花蛇 搜風治驚狂歌見風門

蟬退 治小兒夜啼驚癇歌見時症門

鈎藤 治小兒驚風歌見風門

青黛 瀉肝治驚癇歌見風門

蜜陀僧 墜痰鎮驚歌見痰門

南星 治驚癇風眩歌見痰門

膽礬 風木之藥治痙癇吐痰歌見痰門

龍齒 治大人狂熱小兒癲癇見氣門

鬱金 治失志癲狂歌見血門

桑蟲 治小兒驚風歌見血門

人髮 治小兒驚熱歌見血門

丹皮 入血治驚癇歌見血門

海金砂 治傷寒發狂歌見利水門

夜明砂 治驚疳歌見目病門

荆瀝 治痰迷驚癇歌見痰門

雄黃 憒理痰涎驚癇歌見痰門

人參 開心定驚悸歌見氣門

五靈脂 治驚疳歌見血門

桃花 治積聚風狂歌見血門

鱉甲 入肝理驚癇歌見血門

赭石 治小兒慢驚歌見血門

甘遂 治癲癇歌見利水門此性太猛宜慎用

遠志 定驚悸歌見固精門

真珠 安魂鎮驚歌見目病門

杜牛膝 治小兒急慢驚風歌見咽喉門

藜蘆 吐風痰理驚癇歌見殺蟲門

重樓金線 性苦寒療驚癇歌見瘡門

紫河車 治恍惚失志癲癇漸成歌見補益門

狗屎骨 治小兒驚癇歌見噎膈門

蘆薈 涼肝鎮心治小兒驚癇歌見殺蟲門

露蜂房 治驚癇瘛瘲歌見瘡疽門

筋骨

何首烏 烏髮種子崩帶瘰癧瘡疽外科瘧疾

何首烏兮滋補良堅腎補肝精血昌筋骨可強鬚髮黑

常服有子兆和祥勞瘦風虛崩帶症更治瘰癧癰疽瘡

不寒不燥止惡瘧赤雄入血白歸陽黑豆拌蒸茯苓使

萊菔葱蒜鐵相妨

寄生 血下乳

寄生堅腎助筋骨益血安胎兼下乳 胎動腹疼寄生兩半阿膠艾葉各半

[illegible]固齒崩帶
再木蠱髯蝕半蠱服固齒長髮止漏崩海外深山是其處此系不蠶無採
採之苦或云烏銜子
遺他而生非也
化鐵去熱耳目
石之名磁辛鹹色緇鍼鐵誤吞性偏能化骨節痠痛劑
亦可施去熱除煩引肺氣而下通於腎通耳明目用醋
煅而能治周痺
杜之有仲溫紫入肝子令母充補肝而兼滋腎水骨強
筋健去皮而合並薑煎
去寒腰痛崩帶腰痛
蓯蓉主病甘溫味鹹補命之相火入腎經之血源門絕
陽不起絕陰不滋腰膝冷痛崩帶便難酒蒸忌鐵筋膜
莫顧

補虛消渴便难

枸杞有子潤肺清肝補虛勞而強筋骨治消渴而利便

延年上品止瀉除睡固精

雞葉名天精之草搗用而地骨皮煎

南天之燭苦酸而平強筋益力久服身輕止瀉除睡駐顏固精採葉搗汁染飯色青能資陽氣飯名青精亦名青精飯

止渴腰疼腳痛

木為狗骨八角名茶猫兒之刺老鼠同誇生津止渴益肝腎家木皮浸酒腰腳病差

腰膝補虛

女貞之子隆冬亦青安五臟而強腰膝除百病而補虛風酒蒸曬乾二十兩桑葚十兩旱蓮殘用蜜為丸桐子大虛損百病可成功

去湿寒

金毛狗脊有黄毛寒濕痛痺及腳腰攢強機關利俯仰

酒蒸萆薢使熬膏

（去寒牙齒）

淫羊之藿補命益精手足麻木勞氣冷風羊脂拌炒去

枝酒蒸仙靈脾別名治牙齒虛痛為粗末頻嗽有功

瑣陽酥炙强筋助陽大腸滑者勿用易舉而不固者有

傷袪風濕治手足不遂開金鎖藥品獨高骨節疼痛和

諸藥蒼朮當歸佐之豪

（目病痔漏　腰痛帶下）

沙苑蒺藜强陰補虛目疾腰痛帶下精遺痔漏陰潰兮

（溢精）

治之最妙數舉難出兮服之多岐

（腰膝）

豨薟草名溫熱寒生筋骨冷痛兮腰膝無力四肢麻痺

兮理濕去風若論採藥之期五月五而六月六而論拌

酒之法九次曬而九次蒸

（腰痛胎漏 行瘀腸風）斷而能續筋骨之丹腰疼胎漏淤血難纏腸風崩帶血

（崩帶血痢）痢自痊平胃之散一兩加入此味二錢半每服二錢飲

下以治時痢最鮮

（消食瀉痢 脚氣腰痛）木瓜入脾肺血分化食止渴兼轉筋瀉痢脚氣兼濕熱

腰足無力葯能伸

黄柏 同白朮治癱瘓 歌見時症門

茯神 舒攣縮歌 見風門

鈎藤 舒筋治癱瘓 歌見風門

麥冬 治痿躄歌 見咳嗽門

秦艽 養血營筋 歌見風門

茵芋 治風濕拘攣 歌見風門

輕粉 治癱瘓歌 見痰門

牛膝 益肝腎強筋 骨歌見血門

丹參治骨節風痺不隨歌見血門

側柏治歷節風歌見血門

龜板治腰脚酸痛歌見血門

薏苡仁炒熟治筋攣極致歌見利水門

萆薢强筋骨歌見水利門

御米殼治筋骨諸痛歌見固精門

仙茅治腰脚冷痺歌見去寒門

苦楝舒筋骨疼痛歌見疝門

菊花散濕痺退熱風歌見目病門

海桐皮治腰膝瘙頑痺歌見殺蟲門

王不留行治風痺歌見血門

丹皮治癥瘕歌見血門

大豆黃卷治筋攣濕痺歌見利水門

白鮮皮爲風痺之要藥歌見利水門

鹿茸强筋健骨歌去寒門

陽起石治腰膝寒痛歌見去寒門

萎蕤治中風腰痛歌見頭疼門

鳳仙花爲末酒服治腰脇疼歌見哽噎門

骨碎補治骨痿歌見撲損門

淘鵝治風痺歌見瘡疽門

土茯苓 治筋骨拘挛 歌見瘡疽門　　巨勝子 治風淫癱瘓 歌見補益門

蜊殼爿 治鶴膝風歌 見瘡疽門

固精

奔豚外科驚悸

遠志苦温主手少陰長肌肉而能利乎竅通腎氣而上達於心腎積奔豚一切癰疽皆治夢遺驚悸二位茯骨為臣更加石斛甘淡入脾入腎而濇元氣平胃而補勞虛去頭根而酒浸治精滑與夢遺

消渴內癖

花紅即林檎酸澁慣生津澁精止消渴小兒悶癖頻多食恐發熱百脈閉深深能使脉閉

定喘
胡桃之皮能澁精斂肺定喘亦其能令肆方中多罕用
用之其力倍金櫻

白濁崩帶去熱
藕實即為蓮子名厚腸止泄兼澁精能媾心腎交水火
男子白濁女帶崩其心苦寒能去熱為使朮杞山藥苓

補血烏髮
蓮蕊略與蓮子同益血通腎清心經黑髮烏鬚精亦固
吐崩諸血俱堪輕若是便秘宜深戒地黄葱蒜莫相逢

酒毒帶濁
芡實即雞頭脾腎病無憂補脾固腎夢泄滑精症酒毒帶濁
瘳若治遺精症搗粉穀同收

補益
山藥薯蕷善能補虛色白入肺味甘歸脾肺為腎母兮
故理肺而腎精亦固脾為心子兮故益脾而心氣不虛

性切同夫媸食病何慮乎精遺

咳嗽瀉痢筋骨

御米殼為罌粟皮久嗽瀉痢與精遺筋骨諸痛皆可治

初嗽瀉痢用之歧

鬼交尸疰

海狗腎為膃肭臍陰痿精寒用最宜陽莖易舉勿相犯

骨蒸勞嗽漫同施酒浸一日炙香搗鬼交尸疰亦堪驅

止嗽止瀉止汗化痰血痢

五倍子之文蛤名歧滑精之症此位最宜五倍一兩茯

苓倍之惟一収而一斂乃相得而相資収澁勝龍骨蛤

粉遺精居此最奇止嗽止瀉兼止汗降火生精化痰時

瀉痢消渴或下血其色純黑能染鬚

螵蛸在桑卵寄螳螂螳螂卵也羌固精而益腎兮治疝瘕與

痳瀝五淋
陽痿濁

中傷通五淋以縮小便兮療遺濁與痿陽寇宗奭之治便數兮螵蛸之散最良茯神遠志菖蒲兮參歸龍鱉等量各等分

怔忡健忘

臥時湯下二錢兮理怔忡與健忘此藥炙飼小

小兒夜尿撲損

兒兮以止夜尿獨當螳螂能出箭鏃兮巴豆半箇數傷螳螂一箇巴豆半箇研敷倏極癢而拔出兮生肌之散敷方性畏旋覆之花兮用醋煮以炙黃

牡蠣 澁精歌見血門

秋石 理白濁遺精最妙歌見血門

益智仁 固氣濇精歌見燥濕門

南天燭 駐顏固精歌見筋骨門

荷葉 眞一治遺精三錢研末酒服極驗

茯苓 治淋濁遺精歌見利水門

赤石脂 固下療崩帶遺精歌見痢門

沙苑蒺藜 治帶下遺精歌見筋骨門

覆盆子 益腎固精歌 見撲損門

去寒

傷寒化食 脚濕外科

石硫黃本熱純陽命門真火補之當暖而能通大腸利
陰毒傷寒力獨扛寒濕脾虛危可救化金通瘦療毒瘡
酒煮火煨除臭氣邪同瘡藥土硫黃

腹疼奔豚 崩帶安胎

砂仁肺腎兼能補脾胃調和通滿腹奔豚崩帶安兒胎

喉病口齒

咽喉口齒浮熱去肉蔻木粉煨熟同草蔻稍異名草菓

頭痛腹痛 積聚夜便

吳茱萸熱有小毒太陰陰分少厥陽厥陽頭痛腹陰痛

產後行血

嘔逆吐酸食積傷末醋調帖足心内能移夜便熱上揚

痢

產後瘀血能立下血虛有火莫相商連炒止嘔益止痢

陰腫疝

醋炒治血是名方

茴香熱入腎膀胱丹田命門煖真陽小腸疝氣並陰腫

多食損氣熏發瘡小茴稍平開胃氣又有八角酒炒良

形相破故之紙亦名補骨之脂溫入心包之絡兼入命

門之俞補相火以通君火煖丹田而補陽虛五勞七傷

劳傷

皆可治男精女血補之宜酒浸蒸用合童便胡桃胡麻

可佐之

腰痛筋骨

虛劳行血

鹿茸純陽強筋助陽健骨治腰腎虛冷補髓治虛勞損

傷至於其角溫而不傷生用則散熱行血熬膏則滋補

尤良

（筋骨腰脚 虛勞失溺 痺）仙茅辛熱助命益陽腰脚冷痺虛勞損傷失溺無度火
熾偏殃糯米泔浸更忌鉄妨

（腹疼牙疼）胡椒辛熱暖胃膈陰毒腹痛胃寒瘧牙疼浮熱合華茇
多食損肺發瘡痔

（補益腰冷）山茱萸補腎溫肝強陰助陽精神添煖腰縮便通九竅
去核用之方可傳

（疝瘕）胡盧巴陽入命門疝瘕冷氣治之神陽氣歸元腎宮暖
（疝）陰虧相熾莫相臨小腸氣痛研成末茴香湯送二錢頻
云是番地萊菔子淘淨酒浸炙須真

（調經安胎 止血霍乱）艾性生溫熟熱能回垂絕元陽調經安胎止諸血冷痢

腹疾外科痢

腹痛霍亂傷以之燒炷灸火能透諸經療瘡若入婦人丸葯醋煮擣餅見長

胡桃品性本温利三焦通命門潤腸胃而悅膚温肺腎以強陰更兼破故之紙一木一火更神如黃柏之必有知母如水母之必有蝦臨建皮用而消喘嗽命門火熾者莫吞

陰痿水腫　腰膝冷

陽起石性鹹温治陰痿補命門子宮虛冷腰膝寒侵水腫癥瘕並用命門火勝莫吞燒酒樟腦升取粉瀉桂兔絲莫相臨

麻黃　退太陽寒歌見時症門

藿香　治肺虛挾寒歌見時症門

草頭烏 搜風去寒濕歌見風門
附子 治三陰傷寒歌見痰門
杏仁 除風散寒解肌歌見淡門
烏藥 治膀胱冷氣歌見氣門
薑黃 去寒濕達手背歌見氣門
豆蔻 溫脾肺暖胃攻寒積歌見燥濕門
益智仁 溫中燥脾歌見燥濕門
肉蓯蓉 補命火治腰膝冷痛歌見筋骨
淫羊藿 治勞氣冷風歌見筋骨門

去熱

畢澄茄 暖胃治痰飲歌見痰門
生薑 行陽氣去寒歌見痰門
百部 溫肺治寒嗽歌見咳嗽門
荔枝核 散滯氣除寒邪歌見氣門
續隨子 除痰飲冷氣歌見利水門
肉桂 益陽消陰歌見燥濕門
丁香 純陽除胃冷歌見積聚門
金毛狗脊 治寒濕痛痺歌見筋骨門
蛇牀子 散寒燥濕歌見殺蟲門

自汗作熱
消積勞熱

黃連大苦又大寒入心瀉火亦鎮肝厚腸能去心瘀血
止汗解毒除癆疳虛寒為病切禁用若云炒法仔細戡
虛火醋炒上焦酒中焦薑炒下鹹鹽肝膽之火猪膽汁
食積黃土炒焙乾濕熱在氣吳萸炒火在血分乾漆煎
若夫連翹寒而不燥入少陰厥陰之經為少陽陽明之

外科

藥氣分之濕熱堪除經絡之瘡疽可療

石葦利濕清熱歌見利水門

蟾蜍入陽明退虛熱歌見瘡疽門

孩兒茶微寒治痰熱歌見撲損門

浮小麥治勞熱歌見止汗門

蘆薈鎮心涼肝除煩歌見殺蟲門

胡桐淚性寒勝熱歌見殺蟲門

天名精除熱吐痰歌見咽喉門

戎鹽專走肝腎性寒去熱歌見目疾門

石燕治諸般濕熱歌見目疾門
青箱子除熱風歌見目疾門
蓮子心去熱歌見固精門
磁石去熱除煩歌見筋骨門
金陵草療熱病歌見痢門
樗白皮燥濕勝熱歌見痢門
牛蒡子潤肺解熱歌見時症門
梔子瀉心肺邪熱歌見時症門
大黃瀉一切實熱血中伏火歌見時症門
香薷散皮膚蒸熱[illegible]

珍珠入心肝治火熱極勝歌見目疾門
苦楝治傷寒狂熱歌見疝門
木瓜去濕熱歌見筋骨門
石蓮子清心熱歌見痢門
白頭翁治熱毒歌見痢門
黃芩瀉中焦熱歌見時症門
柴胡治肝膽邪熱歌見時症門
王瓜治天行時熱歌見時症門
大青治時疾狂熱歌見時症門
麥奴治陽毒溫毒狂熱[illegible]歌見時症門

蘆笋　治傷寒煩熱歌見時症門
○犀角　涼心肝去胃中熱歌見時症門
糞蛆　治熱病譫妄歌見時症門
人中黃　治陽毒五臟實熱歌見時症門
秦艽　去熱散風歌見風門
○青黛　瀉肝治下焦熱風歌見風門
煨薑　治產後大熱此熱因熱用從治也歌見痰門
海粉　養陰去煩熱歌見痰門
知母　清肺歌見咳嗽門
葶藶　瀉肺膀胱歌見咳嗽門

豭鼠矢　治傷寒發熱腹疼歌見時症門
白頭蚯蚓　治溫病狂熱歌見時症門
元精石　瀉熱救陰歌見時症門
○熊膽　涼心平肝歌見風門
輕粉　治風痰濕熱歌見風門
百合　清肺熱歌見咳嗽門
貝母　瀉心火治熱煩歌見咳嗽門
兜鈴　清熱降氣歌見咳嗽門
桑白皮　瀉肺火歌見咳嗽門
前胡　瀉太陽厥陰實熱歌見咳嗽門

五味子 退熱汗歌見咳嗽門

甘草 生瀉心火歌見氣門

芍藥 瀉肝火歌見血門

牡蠣 治勞熱嗽汗歌見血門

澤蘭 瀉熱和血歌見血門

側柏葉 治血分濕熱歌見血門

金盞銀臺 治婦人五心發熱歌見血門

豬苓 治時症大熱歌見利水門

大豆黃卷 治積熱在胃歌見利水門

通草 降肺熱歌

人參 補肺瀉火歌見氣門

槐花 疏肝熱入大腸歌見血門

紫草 入厥陰涼血歌見血門

代赭石 平肝治血熱歌見血門

白薇 治熱淋溫瘧歌見血門

丹皮 瀉血中伏火歌見血門

地黃 瀉丙火清燥金歌見血門

苦參 燥濕退熱歌見利水門

滑石 降心火歌見利水門

榆白皮 滲濕熱歌見利水門

甘遂 瀉腎火歌見利水門

牽牛 以熱勝熱從治也歌見利水門

白鮮皮 除濕熱歌見利水門

萹蓄 治熱淋歌見利水門

海金砂 能去小腸膀胱積熱歌見利水門

淡竹葉 去熱除煩歌見利水門

瞿麥 能逐邪熱使歸膀胱歌見利水門

地膚子 主治膀胱積熱歌見利水門

青蒿 去濕熱歌見利水門

茯苓 入肺瀉熱歌見利水門

防已 下焦邪熱歌見利水門

疝

時症去熱殺蟲筋骨

苦楝有毒別名金鈴導小腸膀胱之熱引心包相火而行為疝氣藥舒筋骨疼亦治傷寒狂熱兼療腹熱殺蟲用核則搥碎水煮去皮則取肉酒蒸

天仙名藤治風活血妊娠水腫行氣活血治風妊娠水腫氣分可通用此一兩好酒一盅疝氣作痛神效無窮

藁本治疝瘕陰寒歌見時症門

青皮疏肝治疝痛歌見痰門

五靈脂行血治疝歌見血門

牡蠣破疝瘕老血歌見血門

莪蒁治腎積奔豚歌見積聚門

白丁香治疝瘕積聚歌見積聚門

遠志治腎積奔豚歌見固精門

砂仁療奔豚歌見去寒門

橘核治疝痛歌見痰門

南星治結核疝瘕歌見痰門

延胡索治疝氣痛絕歌見血門

甘遂寒瀉腎治疝瘕積聚歌見利水門

丁香治疝癖奔豚歌見積聚門

白頭翁搗敷治偏墜歌見痢門

桑螵蛸治疝瘕歌見固精門

吳茱萸鹽炒止疝歌見去寒門

茴香 補陽治疝氣 歌見去寒門

蓽茇 治陰疝歌 見牙疼門

胡盧巴 治疝瘕冷氣 歌見去寒門

馬鞭 搗敷腎核腫疼 歌見瘡疽門

醫藥家棖卷五終

醫藥家棖卷六

新城王　銓松舫

本草因病分類歌

頭痛

萎蕤（腰疼止渴明目）頗有參地功中風腰疼與頭疼益氣止渴潤心肺風淫濕毒目能明挾虛頭疼皆可治左屬血分為虛風右屬痰熱氣虛症酒服蒸用此為功

荊芥治傷寒頭痛歌見時症門

豆豉發汗治傷寒頭痛歌見時症門

藁本與羌活大同歌見時症門

白芷治頭痛與產後頭痛更宜歌見時症門

羌活治太陽頭痛連腦歌見時症門

半夏治眉棱骨痛歌見痰門

川芎 下行血海上至頭目歌見氣門

胡荽 入心止頭痛歌見積聚門

菊花 治頭眩歌見目病門

葛根 治陽明頭痛歌見時症門

當歸 治陰虛頭痛歌見血門

吳茱萸 治厥陰頭痛歌見去寒門

穀精草 治頭風歌見目病門

目病

破痰消積 白桵亦號蕤仁專退翳膜赤筋亦破結痰心下腹中痞氣難存

目病不緣風熱此藥切勿相臨

頭眩濕痺 甘菊得金水之精能益肺腎二經制心火以平肝木去翳膜而使目明治目淚以輕頭眩散濕痺以退遊風

喉痺頭風牙疼 明目退翳名穀精喉痺牙痛兼頭風本是田低為水腐得穀

餘氣結而成

熱風外科 青葙子為草決明味苦微寒除熱風目疾瘡疥皆可治瞳人散大莫相逢

決明之子風熱堪平青盲內障翳膜遮睛赤腫眶爛淚出羞明搗碎煎本為別號如馬蹄而菜食可同

發汗風濕 舌血 若夫木賊甘苦而平治目疾兮迎風流淚散肝邪兮翳膜開睛去節兮更能發汗中空兮風濕堪攻若遇舌硬出血煎水含漱奏功

理血消積 驚疳魃瘧 避蚊 天鼠之矢砂號夜明辛寒入肝經血分消積治乾血氣疼兼療驚疳魃瘧更能去障目明避蚊則燒同鱉甲治目則淘淨焙靈

青魚之膽性苦寒點敷赤腫目翳删含嚥能使痰涎吐魚骨哽

吐痰哽嚏

嚏治無難　臘月收陰乾候用

安魂鎮驚
下胎耳聾

真珠本是蚌胎生制火專入心肝經安魂鎮心收瘡口下胞除胎

收瘡口
去熱

此最能研細點睛堪去翳棉裹塞耳治人聾火熱勝時能使

退乳浸研粉製須精

下胎腹痛

古文錢治目中障目卒不見能使明石上磨汁注眥內一切障翳

不能蒙橫逆産生或腹痛燒紅醋淬有奇功　研細末或煮汁亦可

燥濕

爐甘石為金銀苗勝木勝濕功最高退赤去翳治目藥此味

更合海螵蛸兼入硼砂各一兩硃砂五錢共研牢煅紅童便淬七

次水飛研粉效彌饒

利水

空青藥其味酸其中空其性寒能明目能益肝通諸竅利水源

去熱

石燕甘涼利竅諸般濕熱腸風婦人赤白帶下一切眼目障蒙

磨汁水飛為末此藥出自零陵

金石毒 外科

石蟹治青盲目翳天行熱疾堪庸解一切金石之毒醋磨敷

癰腫有功

去熱理血 固齒

戎鹽即是青鹽專走肝腎性寒去熱治目疼赤澁吐溺血症

兼痊擦牙而堅骨可取出西羌而不假煉煎

細辛 治風淚眼歌 見時症門

梔子 治目赤歌 見時症門

熊膽 明目歌 見風門

蟬脫 退目翳歌 見時症門

白礬 治風淚眼歌 見風門

蠶砂 共油調治風爛眼歌 見風門

只殼 明瞳子歌見痰門

天竺黃 鎮肝明目歌見痰門

桑葉 去風明目歌見咳嗽門

麥門冬 悅顏明目歌見咳嗽門

川芎 治目淚歌見氣門

三七 治目紅歌見血門

通草 退熱治目疾歌見利水門

蔓荊子 明目歌見利水門

地膚子 洗雀盲眼歌見利水門

豆蔻 治白睛生膜目眥紅歌見燥濕門

鉛 明目安神歌見痰門

百合 治目淚歌見咳嗽門

前胡 退熱治目病歌見咳嗽門

人參 明目開心歌見氣門

槐花 治風熱目赤歌見血門

烏鰂骨 治目翳目淚歌見血門

琥珀 治目磨障翳歌見利水門

瞿麥 逐邪熱愈目疾歌見利水門

箸 淋汁洗愈目疾歌見利水門

肉桂 益精明目歌見燥濕門

白丁香 治弩肉攀睛歌見積聚門

莧菜子 治肝風明目歌見痢門

梅花片 聰耳明目歌見驚狂門

沙苑蒺藜 治目疾歌見筋骨門

硇砂 治目翳弩肉歌見噎膈門

蘆薈 明目歌見殺蟲門

覆盆子 明目歌見撲損門

巨勝子 治眼花歌見補益門

秦皮 除肝熱愈目疾歌見痢門

箭鏃砂 去風明目歌見驚狂門

磁石 通耳明目歌見筋骨門

萎蕤 明目歌見頭疼門

蓬砂 治目翳歌見噎膈門

海桐皮 治目赤歌見殺蟲門

夏枯草 治目痛歌見瘡疽門

菖蒲 發聲明目歌見風門

牙痛

痰疝 蓽茇兮去寒痰陰疝兮吞吐酸散陽明之浮熱兮 以熱勝熱者是

為牙痛之仙丹若寒痛兮細辛乾薑和此藥若熱痛兮石膏牙硝此味刪若用雄黃灰石蟲牙之痛可痊

桔梗治牙痛神效歌見時症門

細辛治牙蠹歌見時症門

石膏治陽明牙疼歌見時症門

秦艽治牙疼歌見風門

白礬治牙疼歌見風門

百藥煎湯漱治風熱牙疼歌見咳嗽門

白丁香治齒齲歌見積聚門

金陵草擦牙固齒歌見癇門

箭鏃砂去風治牙疼歌見驚狂門

桑寄生固齒長髮歌見筋骨門

仙靈脾治牙齒虛疼歌見筋骨門

砂仁去口齒浮熱歌見去寒門

胡椒合蓽茇治浮熱牙痛歌見去寒門

穀精草治牙痛歌見目病門

戎鹽擦牙固齒歌見目病門

枸橘葉治風蟲牙疼歌見咽喉門

杜牛膝 漱汁止牙疼歌見咽喉門

胡桐淚 治齒疳䘌歌見殺蟲門

海桐皮 治牙蟲疳䘌歌見殺蟲門

骨碎補 治牙疼歌見撲損門

薔薇子 名營實煎含治牙疼歌見瘡疽門

露蜂房 煎水含漱治風蟲牙痛歌見瘡疽門

口舌

南星 治舌瘡歌見痰門

雞蘇 治口臭歌見氣門

䗪蟲 即土鱉治木舌歌見血門

茯苓 治口焦舌乾歌見利水門

木賊 煎水含漱治舌硬出血歌見目病門

孩兒茶 治口瘡歌見撲損門

薔薇子 煎含治口糜歌見瘡疽門

血餘 治舌血鼻血歌見血門

百草霜 治口舌生瘡歌見血門

鼻

馬勃 治鼻衄失音歌見咽喉門

細辛 治鼻淵歌見時症門

白礬 治鼻瘜歌見風門

螺螄殼 治鼻淵歌見痰門

人髮 治舌血鼻血歌見血門

地黄 治鼻衄歌見血門

雞蘇 治鼻衄歌見氣門

貝母 治衄歌見咳嗽門

耳

梅花片 聰耳明目歌見驚狂門

蘆薈 吹鼻治鼻癢腦疳歌見殺蟲門

辛夷 治鼻淵鼻塞歌見時症門

荆芥炭 治鼻衄歌見時症門

桑白皮 治肺熱鼻塞不聞香臭歌見咳嗽門

白茅根 治鼻衄歌見血門

通草 通治耳目鼻諸熱歌見利水門

犀角 涼血止吐血歌見時症門

磁石 通耳明目歌見筋骨門

真珠 研細棉裹塞耳治聾歌見目病門

猬脂 滴耳中治聾歌見噎膈門

巨勝子 治耳聾歌見補益門

鼠膽汁 滴耳治聾歌見時症門

通草 退耳目口鼻諸熱歌見利水門

貓尿 治諸蟲入耳歌見噎膈門

淘鵝油 即鵜鶘灌耳治耳聾歌見瘡瘍門

鸊鷉脂 滴耳治耳聾歌見補益門

全蝎 治耳聾歌見風門

咽喉

牙疼痢

枸橘之葉臭橘亦名能使喉瘻消腫兼治下痢血臘風蟲牙疼

亦治煎汁口含自輕

瘧母破血痰

射干咽疼要藥鎮肝瀉火有功鱉甲同煎治瘧母脾肺積痰

亦可攻兼破心脾老血扁竹花根得名

血淋去熱 天名之精地松名馬活鹿之草蝦蟇之蘭杜牛之膝根用同然

除痰急驚 慢驚齒疼 砂淋血淋良方云濃煎加乳射少許神效 乳蛾可痊破血止血除熱吐痰小

螫毒 兒急慢驚閉牙關不省人事者絞汁入好酒灌之即甦以醋拌渣敷頂上即愈又漱汁能止牙疼搗敷螫毒亦妙

鼻衄咳嗽 外科 馬勃治喉痺咽痛兼治鼻衄失音外用敷瘡效如神止嗽散

血除根

催生 雪裡之青又名過冬一名過冬青 萬年之青千年蒀稱同治

咽喉急閉萬年兼可催生 搗汁灌之立下為末醋冲亦可

桔梗治咽痛歌見時症門

大青治喉閉丹毒歌見時症門

荊瀝治失音日發驚癇歌見痰門

薄荷散熱理咽喉歌見時症門

殭蠶治中風失音歌見風門

南星治喉痺歌痰門

石膽入太陽治喉痺歌見痰門

百草霜治咽喉生瘡歌見血門

紅花治喉閉不通歌見血門

訶子治失音歌見痢門

穀精草治喉痺歌見目病門

藜蘆治喉痺歌見殺蟲門

番木鱉治喉痛歌見瘡疽門

款冬花治喉痺歌見咳嗽門

白丁香治咽禁歌見積聚門

綠礬治喉痺歌見積聚門

砂仁去咽喉浮熱歌見去寒門

蓬砂治喉痺歌見噎膈門

胡桐淚治喉痛歌見殺蟲門

哽噎

利水

猪實一名穀實甘寒能導水壅軟堅而化骨硬水浸猶待酒蒸

楊氏還少亦用更知補益無窮楊氏還少丹用此

行瘀殺蟲破癥治脹崩淋

貫仲味苦微寒雜伯亦名管仲化骨並殺諸蟲破癥故治脹腫

崩淋帶下兼施去瘀生新妙用

外科

玉簪為白鶴之仙解毒辛甘而寒塗癰疽亦下骨哽損齒極速

宜諳 以其能化骨故也凡服者不可著牙

消積噎膈腰疼脇疼

鳳仙之花子名急性 急性子 積塊潛消噎膈骨哽 凡咽中骨哽難死者以此研水

灌入其物即軟不可著牙或為 腰脇引疼用花作餅為末酒服 末吹之亦可其損牙與玉簪同

三錢功勝

除痰消積利便

風藥威靈仙五臟能疏宣能行痰水積積病皆可痊快利通

腸秘骨哽效不凡其原歌曰鐵脚威靈仙砂糖和酒煎一口吞

下去鋏刺軟如綿 此藥大走真氣耗血不得已而用之不可輕投忌茶麪

菓名橄欖甘澁酸平能開胃而下氣亦煩去而津生河豚之毒堪解魚骨哽噎莫驚煮汁服之自愈其核主治亦同以核磨汁或為末急流水調服亦效

地丁嚼嚥治鞱芒粘喉歌見瘡疽門

龍齒化灰化魚骨歌見氣門

磁石能化誤吞鍼鋏歌見筋骨門

螻蛄化骨鯁歌見利水門

青魚膽化魚骨歌目病門

蓬砂能軟堅化骨宜含嚥歌見噎膈門

噎膈

鵝血治噎膈反胃鵝卵能益氣補中鵝肉則甘溫有毒發瘡猶慮發風

噤口痢

噎膈反胃之症牛乳飲之最宜胃冷胃枯兼氣逆氣血

不足本先虧胃枯生津兼滋血胃冷調氣温中施若是大便更兼燥牛羊皆可用無歧更兼四物為上策此說原本溯丹溪韌菴之說亦堪法韮汁薑汁和之奇調陳酒亦妙噤口毒痢亦堪治服之自克起沉痾

外科驚癇狗寶結成狗腹中專攻反胃理疽疔屎中粟米治噎妙屎中之骨兒癇驚

消積殺蟲驢溺辛寒能殺蟲噎膈反胃有奇功昔患此症奉敕治有一術士藝偏精只令熱服此一味服後食粥去其腥連治宮中五六位頃刻之間盡成功此說出於張文仲向馬溺治反

胃症兼破癥積殺蟲疼

耳病外科

貓胞亦治此症燒灰末入硃砂少許

壓在舌下吐食反胃自差尿治諸

蟲入耳肉治鼠瘻瘡家

五痔腸風

耳聾

猬皮苦平胃逆成功燒灰水服五痔腸

風聾人可聽脂滴耳中

硇砂辛熱有毒破瘀消食化癥目

翳胬肉堪去噎膈反胃自輕水飛醋

煮乾後如霜刮下用靈

胸病痰熱

目病喉痺

骨哽化金

蓬砂色白性凉胸膈痰熱無傷喉痺

目翳骨哽 鹹能軟堅含之嚥津

口齒諸病俱良柔五金去垢噎膈積塊

堪降

竹茹 治上焦煩熱噎吐等症歌見痰門

代赭石 添旋覆花治噎膈歌見血門

急性 治噎膈骨鯁歌見哽噎門

昆布 治噎膈歌見瘡疽門

胸病

桔梗 去胸膈滯氣歌見時症門

枳實 寬胸歌見痰門

生薑汁 和韭汁藜汁地栗汁蔗汁藕汁竹瀝治噎膈反胃歌見痰門

烏芋 即地栗治噎膈五種歌見積聚門

栝蔞仁 治胸痺歌見痰門

蛤粉 治心胸痰積歌見痰門

海螄治胸中鬱悶歌見痰門

麥冬治肺痿歌見咳嗽門

檳榔瀉胸中至高之氣歌見氣門

大腹皮寬胸歌見利水門

蓬砂治胸膈痰墜歌見噎膈門

白前治胸膈逆滿歌見咳嗽門

款冬花治肺癰吐膿血歌見咳嗽門

薤白治胸痺刺痛歌見氣門

茯苓治胸滿歌見利水門

腹病

消積傳尸
殺蟲疳癆

阿魏乃木脂熬成消肉積兼可殺蟲傳尸疳癆心腹疼研細用時酒蒸

藿香治霍亂心腹疼歌見時症門

猳鼠矢治傷寒腹疼歌見時症門

藁本治陰寒腹疼歌見時症門

沉香治心腹疼痛噤口痢歌見痰門

萊菔子止痛寬中歌見痰門

百合治腹脹痞滿歌見咳嗽門

木香治一切氣痛九心痛歌見氣門

延胡索治九種心疼歌見血門

鬱金治血氣諸痛歌見血門

蔓荊子治黃癉消腹脹歌見利水門

肉桂治九種心疼歌見燥濕門

白丁香治疝瘕積脹歌見積聚門

砂仁調和脾胃治腹疼歌見去寒門

胡椒治陰毒腹疼歌見去寒門

螺螄殼治痰積胃疼歌見痰門

薑黃下氣消脹歌見氣門

神麴消腹脹歌見血門

當歸治心腹疼歌見血門

劉寄奴消脹通經歌見血門

豆蔻治氣寒濕酒諸積反胃腹痛歌見燥濕門

烏芋治腹中脹滿歌見積聚門

石首魚治腹脹歌見痢門

吳茱萸治陰寒腹疼歌見去寒門

艾治冷痢腹疼霍亂腹疼歌去見寒門

古文錢 治腹疼歌見目病門

鶴虱 治蟲疼歌見殺蟲門

脇

兔牲子 治脇疼歌見哽噎門

腰

當歸 歌見血門

鱉甲 歌見血門

木狗骨 用皮浸酒治腰脚痛歌見筋骨門

金毛狗脊 治腰脚痛歌見筋骨門

沙苑蒺藜 治腰痛歌見筋骨門

貫仲 消脹歌見哽噎門

澤蘭 治產後血瀝腰疼歌見血門

龜板 治腰脚酸痛歌見血門

女貞子 強腰膝歌見筋骨門

豨薟草 治腰膝無力歌見筋骨門

續斷 治腰疼歌見筋骨門

木瓜治腰足無力歌見筋骨門

山茱萸煖腰歌見去寒門

急性子治腰疼歌見哽噎門

大腸

槐實治腸風歌見血門

苦參治腸風歌見利水門

續斷治腸風歌見筋骨門

猬皮治腸風歌見噎膈門

鱉甲治腸癰歌見血門

腳膝

鹿茸治腰腎虛冷歌見去寒門

萎蕤治中風腰疼歌見頭疼門

烏鰂骨治腸風歌見血門

蒼朮治腸風歌見燥濕門

石燕治腸風歌見目病門

大小薊治腸癰歌見血門

大腹皮 治腳氣歌見利水門

木狗骨 歌見筋骨門

豨薟草 治腰膝無力歌見筋骨門

海桐皮 治腰膝頑痹歌見殺蟲門

女貞子 歌見筋骨門

金毛狗脊 歌見筋骨門

木瓜 治腳氣歌見筋骨門

殺蟲

風癇吐痰喉痹疥 藜蘆風癇多用之殺蟲理疥與喉痹性善通頂令人嚏大損津液須慎施

腹疼 天名精子鶴虱得名治蚘腹痛殺五臟蟲 奇方大腸蟲出不止此為末水調半兩服自愈

五痔便濁 使君子能殺蟲治五痔便濁清小兒要藥榧子同功熱茶

忌飲煨食甘平

去寒燥濕 陰癢帶下 去風脫肛

蛇牀之子能殺蟲散寒燥濕兼去風女子陰癢並陰痛子臟虛寒效重重帶下脫肛風濕病時珍曰腎命三焦氣分之藥不獨補助男子而且有益婦人世人舍此而遠求豈非貴耳賤目乎腎經有火難見功

去熱喉疼 齒䘌

胡桐有淚鹹能入骨祛熱因寒殺蟲在苦治咽喉疼療齒䘌疳䘌令吐無休忌勿多服

去熱鎮驚 明目腦疳 鼻

蘆薈之性大苦大寒鎮心兮明目殺蟲兮凉肝除煩兮治小兒驚癇吹鼻兮治鼻癢腦疳品出波斯之國脾胃虛者

莫參

去濕冷痢

蕪荑藥治最靈辛散滿苦殺蟲皮膚濕腸皮膚肢節風兼

治小兒冷痢得訶子脾胃虛者勿庸

理血撲損 蜘蛛咬
夜合之皮能合歡和血止痛眼界寬消腫續筋長肌肉
白臘熬膏製法鮮蜘蛛咬傷生油抹殺蟲用去妙通玄

筋骨腰膝 目病牙疼 疥
宣去風濕海桐之皮行經絡以達病所治腰膝以療頑
痺疥癬目赤兮堪洗疳䘌牙蟲兮漱宜

雷丸入胃大腸經功專消積與殺蟲能令人陰痿去皮草浸
更酒拌殺蟲以外無他能余謂霹靂散用以行血最速知其不專主殺蟲也

消積痔
榧子本為肺家菓殺蟲小兒黃瘦有蟲者宜食之療痔消積痾性反
綠豆勿相臨多食恐引肺家火

鬼疰時症 骨蒸通經
獺肝止嗽能殺蟲傳尸鬼疰有神功鬼疰使人寒熱沉沉默默不知病之

所苦而無處不惡死後　此味陰乾為細末二錢水服日
傳人其禍恒至滅門
三擎以瘥為度肉治骨蒸勞熱病女人經血不流行瘟災疫
氣兼能理多食陽男損可驚

殺蟲勞瘵五疳

兔矢砂號月明辛治癆瘵殺蟲小兒痘後生翳五疳服
此皆輕有人病患勞熱寒熱煩燥頻仍夢人腹擁一月
寒人心腹光明寤時有人遺藥服之一劑遂平扣之則
丹號月明乃悟所夢先徵若追蟲用四十九粒硇砂如
數丸成蜜丸梧子之大甘草浸水引經甘草湯遂下送下七
丸為度服時要在五更月望前服蟲即下如未淨再服如初
麝香殺蟲歌　厚樸歌見

蜜佗僧歌見痰門

雄黃歌見痰門

梹榔歌見氣門

側柏葉歌見血門

萹蓄治蚘蛟蟲積歌見利水門

苦楝根歌見疝門

貫仲歌見哽噎門

銅青治蟲積歌見撲損門

馬鞭草歌見瘡疽門

鳧歌見益門

馬兜鈴吐蟲歌見咳嗽門

百部去蚘蟯蠅虱一切樹木諸蟲歌見咳嗽門

烏鰂骨治痡蟲歌見血門

萬苣子殺蛇蟲毒歌見利水門

馬齒莧歌見痢門

驢溺歌見噎膈門

漏蘆消蟲積歌見瘡疽門

蜈蚣歌見瘡疽門

阿魏歌見腹病門

冰片殺三蟲歌見驚狂門

虛勞骨蒸

勞熱　溼麥之功勞熱骨蒸自汗盜汗焙用煎成
柏仁氣香能透心養血止汗益精神香能舒脾用最妙
痰多滑瀉禁相臨

黃柏 歌見時症門
知母 歌見咳嗽門
五味子 歛汗歌見咳嗽門
白芍 補勞退熱歛汗歌見血門
還元水 即童便歌見血門
龜板 歌見血門

秦艽 歌見風門
桑葉 止盜汗歌見咳嗽門
人參 止自汗歌見氣門
牡蠣 治勞熱嗽汗歌見血門
丹皮 退無汗骨蒸歌見血門
青蒿 治虛煩盜汗歌見瘧門

鱉甲 歌見瘧門

五倍子 止汗歌見固精門

鹿茸 治虛勞歌見去寒門

黃連 止汗除癆痞歌見去熱門

阿魏 治傳尸勞痞歌見腹病門

黃明膠 歌見瘡疽門

撲損

固精陽痿明目 覆盆之子益腎固精起陽痿而縮小便補肝虛而令目明續絕傷而美顏色搗餅用而使酒蒸

麻風 金盤八角治麻風其氣猛悍能開通痛麻立止虛人慎之秋開白

海狗腎 歌見固精門

補骨脂 治五勞七傷男精女血歌見去寒門

仙茅 治虛勞歌見去寒門

月明砂 治癆瘵歌見殺蟲門

獺肝 歌見殺蟲門

花根皮取撲損之後瘀血停

理血外科　無名異入血和血慣能止痛生肌　折傷癰疽腫毒為末

酒服最奇

瘰核　石炭治金瘡出血當下為末厚敷石灰亦同此性　牛膽

裝過功殊古礦之灰更妙瘰核用白菓搗敷

牙疼骨瘻　骨碎可補藥名（碎補）骨劫名猴薑牙疼久瀉堅腎最長折傷

敷之自續骨瘻用之亦良（勿與風燥藥同用）

理血　落得打為損傷妙藥行血止血醋調根如玉竹無節葉

似薄荷之苗

通經漆瘡　蟹性寒有小毒散血續折通經骨節脫離生搗熱酒調

服數盅渣塗傷處半日骨內谷谷有聲塗漆瘡因其敗
漆孕婦食令兒橫生
自然銅主續筋骨產銅坑中性辛平補氣養血藥能佐
折傷散瘀並止疼火煅醋淬連七次甘草水飛有神功
銅青一名銅綠其性微毒酸平外科止金瘡之血女科理
氣痛血痛　蟲積疳積　風痰
血氣之痛內科吐風痰之聚蟲積疳積兼攻多服恐其
損血醋炙刮用有功
瘧痢外科
雲母之石色白甘平堅肌續絕瘧痢疽癰熱膏金瘡出血
傅粉收功性惡羊肉澤瀉為朋
生津止血孩兒茶苦澁微寒痰熱差口瘡金瘡蓬砂等

生肌定痛用堪誇

萊菔子 搗敷跌打火傷歌見瘀門
薑黃 歌見氣門
白芨 治折骨酒服末二錢歌見血門
澤蘭 為末塗撲損最妙歌見血門
劉寄奴 止金瘡血歌見血門
還元水 跌打悶絕乘熱灌下即醒歌見血門
地黃 治折傷續筋骨歌見血門
琥珀 治金瘡歌見利水門
旋覆花 治金瘡歌見利水門

蜜陀僧 止金瘡血歌見瘀門
神麯 歌見血門
三七 散血定痛歌見血門
王不留行 止金瘡血歌見血門
䗪蟲 即土鱉能續折傷歌見血門
花蕊石 塗金瘡能收口歌見血門
萵苣子 治損傷痛甚歌見利水門
蜀葵花 敷傷手瘡歌見利水門
螳螂 和巴豆研敷能出箭鏃歌見固精門

夜合皮續筋歌見殺蟲門
白蘞歌見瘡疽門
象皮治金瘡収口歌見瘡疽門
瘡疽

血竭治金瘡歌見瘡疽門
薔薇根治金瘡歌見瘡疽門
白蠟接骨續筋歌見瘡疽門

理血撲損

血竭亦名麒麟竭平有小毒亦入血去瘀生新治金瘡善収瘡口引膿決熬膏治撲損傷最妙

蓖麻善収亦善走能治鍼鐵刺人肉追膿拔毒敷惡瘡一切腫毒奇功奏此藥不可輕内服辛熱有毒近巴豆忌銕

蛇毒驚癇

重樓金線即蚤休癰疽蛇毒醋調稠兼療驚癇苦寒

惟（性）蚤休（休）之外名螫休諺云七葉一枝花深山是我家瘡家
一遇此一似手拈拏

癥瘕

蕳茹辛寒蝕肉排膿兼破癥瘕結實一顆三粒甘草為
使尤佳

蛇毒犬毒

慈姑亦號毛姑散結而治瘡疽瘰癧結核醋抹兼治蛇
犬諸毒

喉病

核扁如鼈木鼈以名乳癰瘡痔毒去肌生其性亦治瀉痢
番鼈兼治咽疼

撲損

若夫白蘞止痛生肌散結殺毒撲損皆宜矢射而箭鏃
不出酒服和半夏丹皮末為

牙痛口糜撲損　薔薇之根子名營實牙痛口糜煎含齆疽瘡癬並治和角
菖治口瘡聖藥抱朴子用治金瘡燒灰用而三服七日

筋骨便毒　甘溫而平為土茯苓筋骨拘攣亦治楊梅結毒使輕搜
風解毒之湯此藥可用一兩銀花本通防薏木瓜白蘚
同秤各五分血虛當歸加此氣虛參加此四分皂角須庸

乳癰便毒　雀梅葉酸治乳癰兼治便毒有奇功亦有爵梅之號薔
薇之葉相同

噎膈　昆布海藻功用略同昆布稍滑性雄治瘻袪痰咽汁噎
膈使輕海藻洩結軟堅有功寒能滌熱瘰癧消融

瘰癧生髮　草號金星鳳尾兼稱七星紀瑞解毒呈能瘰癧初起發

背初興或剉酒煮或末酒行煎汁洗愈搗爛敷輕性寒
下利二錢可庸搗根用麻油塗抹頭上之毛髮自生

（癭瘤）
海苔鹹寒治癭瘤夷堅之志可廣求河南寺僧咸患此
洛陽之僧此地遊苔鋪同餐經數月羣僧頂贅望中收

（瘰癧目病　癭瘤）
草至夏枯肝火消無瘰癧鼠瘻兮癭瘤並治乳巖乳巖
兮目痛堪休

（哽噎）
有地丁兮開紫花專治發背癰疽家無名腫毒兼瘰癧
起莖乾地蔓水涯若是稻芒粘咽處此藥嚼咽自然差

（軟堅下乳　通經殺蟲　赤濁尿血）
漏蘆之性軟堅獨稱能下乳最妙又通經生肌排膿發
背症蟲積尿血亦能平使藥獨教連翹並灸法猶須草

破血殺蟲 楊梅腎核痛 水蒸紫花作穗厥名馬鞭破血通經兮兼殺蟲蠱癰疽
發背兮楊梅並瘡男子腎核腫痛搗塗之法最解出集驗方

赤遊風疹 血淋 大寒為芭蕉之根赤遊風疹血淋腫毒發背欲死辰
瘡口不合抹悶

行血乳癰 赤遊風 蕓薹散血性辛溫丹毒遊風搗貼頻若是乳癰貼更驗
多食動痰禍無垠

淋烏髮 黃花地丁公英以名化熱毒而解食毒消腫核以化瘡癰
以之通淋亦妙以之烏髮亦靈

風痺耳聾 洵鵝即為鵜鶘用油塗抹癰疽能治風痺通經絡耳聾
灌之即時瘳

虛勞　黃明之膠牛皮熬補陰潤燥益虛勞癰疽初起用四兩山甲四片火中燒性存為末同膠燒酒沖化毒猶比蠟礬高

撲損下疳　象皮治金瘡要藥亦長肌肉神丹熬膏入散皆可用燒灰和油敷下疳

驚癇瘰癧　若論露蜂之房驚癇瘰癧良方附骨癰疽之症灰和亂髮蛇殭蛻皮研末酒調自愈炙塗瘰癧成瘡炙研猪油和塗若

牙痛　是風蟲牙痛煎水含漱更良

白蠟甘溫接骨續筋瘡家膏藥止血生新

班蝥有毒外用單敷疥癬惡瘡能下猘狗之毒急危欲

猘狗毒 瘀撲損

死之場七枚去頭翅足須用糯米炒黃為末酒煎送下溺出小狗最

良必溺三四十箇數少再服前方

退熱利濕 小兒疳積

蟾蜍為土之精本應月魄而生退虛熱以行濕氣微有毒而入

陽明胃小兒勞瘦疳積瘡疽發背未成用活者以罨瘡上半

日蟾即昏暝罨水中以救其命再易以罨瘡中至三易則

瘡毒自散如此治法最靈蟾酥為眉間白汁爛肉惟治

毒疔

撮口臍風 殺蟲墮胎

蜈蚣有毒入肝經臍風撮口調最靈豬乳調 殺蟲墮胎性善走

中毒桑汁並鹽輕

鶴膝風

蜊殼舟為海月名蛸蛣 腹蟹更蒹稱 煅研濕爛瘡塗妙洗

用煎湯鶴膝風

薄荷治皮膚瘡症歌見時症門

青黛敷瘡疽歌見風門

貝母研敷惡瘡收瘡口歌見咳嗽門

黃芪炙托瘡膿歌見氣門

馬蘭歌見血門

赤小豆研末和雞子白塗瘡疽潰爛者見利水門

甘遂歌見利水門

烏臼根皮化疔腫歌見利水門

瞿麥消癰腫歌見利水門

蠶繭燒灰酒服治頭

烏梅癰腫蝕肉歌見瘡門

烏藥理瘡疥歌見氣門

澤蘭塗癰毒歌見血門

王不留行歌見血門

益母草消疔腫歌見血門

續隨子去殼壓油塗瘡最妙歌見利水門

石葦治發背歌見利水門

旋覆花治無名腫毒歌見水利門

肉桂 內托癰疽歌見燥濕門

白丁香 歌見燥濕門

何首烏 治癰疽歌見筋骨門

石硫黃 治毒瘡歌見去寒門

連翹 歌見去寒門

真珠 收瘡口歌見目病門

馬勃 傳瘡歌見咽喉門

狗寶 治疔毒歌見噎膈門

蟹 治漆瘡歌見撲損門

白芷 活血排膿歌見時症門

三稜 治瘡塊堅硬歌見積聚門

馬齒莧 熬膏敷瘡最妙歌見痢門

遠志 治一切癰疽歌見固精門

艾 能透諸經療瘡歌見去寒門

石燕 醋磨塗癰疽歌見目病門

玉簪 歌見哽噎門

無名異 歌見撲損門

雲母石 歌見撲損門

青葙子 歌見目病門

牛蒡子 歌見時症門

香附歌見氣門

蔓荊子歌見利水門

瘰癧

荊芥歌見時症門

海芥歌見時疾門

牡蠣歌見血門

何首烏歌見筋骨門

金星草歌見瘡疽門

鱉甲歌見血門

殭蠶歌見風門

螻蛄歌見利水門

貓肉歌見噎膈門

夏枯草歌見瘡疽門

露蜂房歌見瘡疽門

補益

消痞

蓍實本為上品珍益氣充肌坐照神能先知不老不肌須服久

痞疾搗末自除 根獨蒜山甲食鹽同好醋搗成餅量痞大小貼之血即從大便

出

榛性甘平開胃調中能實腸胃益力令人不飢健行

健忘怔忡 理血

若夫補心益智元肉之性甘平能安神而熟寐療健忘與

怔忡歸脾湯用為向導一切血症歸經能引血歸脾故也道

家用此一味滿口細嚼津生和津泊泊嚥下五泉之水

得名

和平可貴落花生補脾潤肺有奇功閩廣藤生其性善

落而結實得其名

菜之美者蜀鄉之巢元修之菓統名翹搖聰耳明目兮

長食不厭活血平胃兮行健不勞俗人名為花草以止
熱瘧尤高
薯蕷之子即為零餘功用倍於山藥食久能令不飢山藥
藤上所結之子
甘藷山藷一物同稱補虛乏而益氣力健脾胃以強腎經
珠崖之人種此以當五穀海中之地食此每多壽徵
耳聾眼花
活血癱瘓
巨勝之子厥名胡麻能添精而益髓治耳聾與眼花活血理
風淫癱瘓利便益大小腸家久服能耐飢渴皮肉俱黑者佳
腸滑精不固者勿食
石燕之鳥甘溫助陽暖腰膝而添精髓潤皮膚而縮小腸更

有別名上燕五味浸酒尤良（此味七枚和五味子炒熟以酒一斗浸之日臥時飲一二盞久能食）

陽痿帶下
崩淋

雀卵酸温最補能益女血男精男子陽痿不起女人帶下淋崩

利產安胎
下痢久嗽
產毒撲損
救急傷寒
勞復

雞卵安臟鎮心益氣清咽開音補血而定精散熱止嗽而敷產利胎存若夫乳雞之殼（一名鳳凰衣）傷寒勞復之門研敷下痢最妙調擦痘毒效神卵中白皮亦入藥久嗽結氣效頻頻（有人以刀斷舌微連用白皮袋之散止血藥於舌根血止更用接藥敷白皮上三日接住）妙若是小兒卒擊死烏雞冠血瀝口中仍破此雞搨心下乘熱搨住冷則棄之道邊男則用雌女用雄雞屎末燒綿裹好咬

在患處止牙疼

蟻瘻泄痢 祛風

雉治蟻瘻泄痢微寒益氣補中功同白鶴之血能補虛之祛風

水腫停食 殺蟲

鳧性補中益氣能治水腫熱風平胃能消宿食入臟而可殺蟲胡桃木耳豆豉合食恐不相容

耳聾

鸊鷉一名刁鴨亦能益氣補中五味炙食甚美膏滴能治耳聾

水腫久痢 小兒痞症

脹

豬獾能長肌肉瘦人服之最宜煮食調和五味更治上氣虛疲若是水脹欲垂死羹食下水功最奇作羹食下水大效聖惠方用粳米豆豉作粥食下痢赤白久不愈煮和醬食自無歧煮肉露一

宿空腹和醬食一頓即愈狗獾補中能益氣小兒疳瘦効同施
蜂蜜採百花之精性與甘草同功安五臟而和百藥通三

熱

焦而調衛營生性涼而清熱熟性温而補中同鮓
食令人暴死同葱食貽害無窮
麥螺海螺名吐鐵寍波產者始為真補肝益腎添精髓
明目聰耳效無垠益精功類西施舌海饌佳殽此最珍

癲癇

紫河車為人胞名本為人之氣血生一切虛損大能補
恍惚失志癲癇成長流洗淨酒蒸熟煅乾研末自收
功鍾乳本石之精能令陽氣暴充利竅以通百節強陰
益陽有功性以蛇牀為使洞穴石液凝成所忌牡丹葱蒜

羊肉參朮石英

東廧子歌見氣門

南天燭歌見筋骨門

何首烏歌見筋骨門

婦科癥瘕

麝香破癥瘕歌見風門

葶藶歌見咳嗽門

地黃歌見血門

陽起石歌見去寒門

硇砂化癥歌見噎膈門

蓬草子歌見氣門

女貞子歌見筋骨門

沉香歌見痰門

陳皮歌見氣門

鱉甲治血瘕歌見瘧門

貫仲破癥歌見哽噎門

藺茹歌見瘡疽門

三稜歌見積聚門

種子

紫石英歌見血門

何首烏歌見筋骨門

崩帶

砂仁歌見去寒門

藕實歌見固精門

沙苑蒺藜治帶下歌見筋骨門

雀卵歌見補益門

菖蒲歌見風門

莪蒁歌見積聚門

石首魚鰾歌見痢門

蜀葵花赤者治赤帶白者治白帶見利水門

芡實治帶歌見固精門

續斷歌見筋骨門

蛇牀子治帶下歌見殺蟲門

殭蠶歌見風門

阿膠（歌見咳嗽門）

益母草（歌見血門）

樗白皮（歌見痢門）

赤石脂（歌見痢門）

桑寄生（歌見筋骨門）

代赭（歌見血門）

蒼朮（治帶歌見燥濕門）

秦皮（歌見痢門）

何首烏（歌見筋骨門）

肉蓯蓉（歌見筋骨門）

胎產

柞木之枝性下行能治逆產與橫生此品俗名鑿子木葉治癰疽有奇功

蛇脫性靈辟惡殺蟲治癇而兼風瘧性竄而善祛風燒灰入劑少許產難立刻見功（余曾用過）

萬年青 催生歌見咽喉門

真珠 下胎下胞歌見目病門

吳茱萸 下產後瘀血歌見去寒門

續斷 治胎漏歌見筋骨門

箭鏃砂 下死胎歌見驚狂門

馬齒莧 滑產歌見痢門

榆白皮 滑胎歌見利水門

通草 催生歌見利水門

益母草 治胎漏產難歌見血門

鱉甲 治產難歌見血門

雞卵 利產安胎歌見補益門

古文錢 治橫生逆產歌見目病門

艾 安胎歌見去寒門

砂仁 安胎歌見去寒門

桑寄生 安胎歌見筋骨門

赤石脂 催生下胎胞歌見痢門

烏芋 墮胎歌見積聚門

滑石 利產歌見利水門

茯苓 安胎歌見利水門

花蕊石 下胞衣死胎歌見血門

慈茹治胎衣不出產後血悶歌見血門

紅花治產難歌見血門

芒硝墮胎歌見特症門

麻仁治產難歌見特症門

皂角下胎歌見風門

菖蒲治胎漏歌見風門

附子墮胎歌見痰門

知母安胎歌見咳嗽門

前胡安胎歌見咳嗽門

芍藥安胎歌見血門

桑蟲治胎墮下血歌見血門

藕節治產後悶絕歌見血門

蚱蟬退下胎胞歌見特症門

紫蘇安胎歌見特症門

麝香下胎歌見風門

竹茹安胎歌見痰門

貝母催生歌見咳嗽門

阿膠安胎歌見咳嗽門

神麴治產後血暈歌見血門

延胡索墮胎歌見血門

槐花墮胎歌見血門

乳

細辛下乳歌見特症門

殭蠶歌見風門

䗪蟲歌見血門

益母草治乳癰歌見血門

滑石歌見利水門

炒麥芽治乳癰歌見積聚門

雀梅葉治乳癰歌見瘡疽門

蕓薹貼乳癰歌見瘡疽門

刺蒺藜催生歌見血門

麻仁下乳歌見特症門

貝母治乳閉歌見咳嗽門

萵苣子歌見利水門

通草歌見利水門

箬燒灰酒服治乳癰歌見利水門

桑寄生歌見筋骨門

漏蘆下乳歌見瘡疽門

瓜蔞仁下乳歌見痰門

痧

烏藥歌見氣門

續隨子去殼壓油塗痧最妙歌見利水門

蔾蘆歌見殺蟲門

班毛塗痧最妙歌見瘡疽門

救急

防風研末冷水送下解砒霜毒歌見時症門

雄黃殺百毒歌見痰門

慈茹解百毒歌見血門

石蟹解金石毒歌見目病門

芫花根治痧歌見利水門

白蘚皮治風瘡癬痧歌見利水門

海桐皮治癬痧歌見殺蟲門

鉛解硫黃毒歌見痰門

鶩肉解砒霜丹石毒救中惡溺死歌見咳嗽門

烏雞冠血治小兒卒擊死歌見補益門

天名精搗敷螫毒歌見咽喉門

重樓金線 治蛇毒歌見瘡疽門

班毛 解猘狗毒極妙歌見瘡疽門

瀉

香薷 治霍亂歌見時症門

烏梅 澁大腸治霍亂歌見痰門

赤豆 歌見利水門

肉桂 歌見燥濕門

石硫黃 治脾瀉歌見去寒門

渴

黃芩 歌見時症門

慈菇 治蛇犬諸毒歌見瘡疽門

元精石 治暑瀉歌見時症門

附子 治陰寒脾瀉霍亂轉筋歌見痰門

蒼朮 歌見燥濕門

南天燭 止瀉歌見筋骨門

艾 治霍亂歌見去寒門

蘆笋 治消渴歌見時症門

蠶繭止渴歌見風門

桑葉止消渴歌見咳嗽門

訶子歌見痢門

木狗骨歌見筋骨門

萎蕤止渴歌見頭疼門

嘔吐

蘆筍治反胃歌見時症門

蛤粉歌見痰門

烏藥治反胃歌見氣門

馬刀豆治呃逆歌見氣門

蛤粉止渴利便歌見痰門

烏芋止渴歌見積聚門

枸杞子歌見筋骨門

林檎生津止渴歌見固精門

畢澄茄治胃寒吐水歌見痰門

人參歌見氣門

荔枝核煆研止吐歌見氣門

疳

糞蛆治小兒疳症歌見時症門

五靈脂歌見血門

月明治五疳歌見殺蟲門

銅青攻疳積歌見撲損門

狗獾治小兒疳瘦歌見補益門

解酒

烏梅醒酒歌見痰門

苦參解酒毒歌見利水門

芡實解酒毒歌見固精門

田雞補虛治疳瘦歌見時症門

林檎治小兒悶痳歌見固精門

使君子治五疳歌見殺蟲門

蟾蜍治小兒疳症歌見瘡痍門

梹榔醒酒歌見氣門

蔓荊子末服解酒歌見利水門

火傷

萊菔搗敷火傷歌見痰門

蜀葵花搗敷火傷歌見利水門

癭瘤

海粉菜去瘤消癭歌見痰門

海苔歌見瘡疽門

辟鬼

雄黃歌見痰門

箭鏃砂辟邪歌見驚狂門

獺肝治傳尸鬼疰歌見殺蟲門

側柏葉搗爛水調塗火傷歌見血門

鍼砂消癭歌見驚狂門

夏枯草歌見瘡疽門

青蒿治尸疰歌見瘧門

海狗腎治鬼交尸疰歌見固精門

烏髮

何首烏歌見筋骨門

金星草搗根油塗髮落自生歌見瘡疽門

蓮蕊烏鬚髮歌見固精門

公英歌見瘡疽門

醫藥家棖卷六終

回春集一卷

不著撰者
清百忍堂張峻豫抄本

回春集一卷

本書爲中醫臨證綜合類醫書。不著撰者。卷首爲經過改訂之《脉訣乳海·診脉入式歌》，次爲集内經原文外科論言、瘡瘍歌訣六首用藥之大端論、五臟六腑總訣、六經氣血多少論、五運統屬類、六氣司治類、素問靈樞摘要、病機十九條、難經原文、内經温熱論等。全書摘録歷代經典醫籍有關論述并加以修訂後彙集而成，個别附有張峻豫本人按語。

回春集

百忍堂張峻豫記

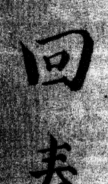

診脉八式歌

左心膻中肝膽腎。右肺胸中脾胃命。女人面北受氣看。寸関尺部同断病。心与膻中居左寸。肝胆同関左関定。腎居尺脉合膀胱。小腸亦在此部詢。肺与胸中居右寸。脾胃脉從関裏認。右尺命門並大腸。用心仔細須尋趁。若診他脉覆手取。要自看時仰手認。三部須教指下明。九候了然心裡印。大腸共肺為傳送。心与小腸為受盛。脾胃相通五穀消。膀胱腎合為津液。三焦位居上中下。自在胸腹皆相應。

肝胆同為津液腑。能通眼目為清靜。智者能調五臟和。自然察認諸家病。掌後高骨號為關。骨下関脉宛然評。次第推排三部脉。配合天地人三元。関前為陽名寸口。関後為陰名尺澤。関前関後别陰陽。察脉根源應不忒。一息四至號平和。更加一至亦無痾。三遅二敗冷危困。六数七極热生多。八脱九死十歸墓。十一十二絶魂嗟。一息一至着床害。二息一至死非怪。遅冷数熱古今傳。難經越度分明載。熱積生風令生氣。用心指下叮寧記。春弦夏洪秋似毛。冬石依經分節氣。阿阿緩若春楊柳。此是脾家居四季。在意專心察細微。靈机曉解通玄記。浮芤滑實弦緊洪。名為七表屬陽宮。微沉緩細遲并伏。濡弱為陰八裏同。長短虛濇促動結。代革同歸九道中。更有數牢散三脉。二十七脉名須窮。血營氣衛定息數。一萬三千五百通。晝夜八百一十丈。呼吸定息六寸行。十二經絡周流遍。一十六丈二尺零。

十二經絡始於手太陰肺絡終於足厥陰肝共長一十六丈二尺晝夜循環五十度算之計得八百一十丈

經曰五藏不和則七竅不
通六府不和則留為
癰
經曰地之濕氣感則害皮
肉筋脉
經曰一病而治各不同皆
愈其地勢使然也故
東方之域天地所始
生也魚鹽之地海濱
傍水其民食魚而嗜
鹹皆安其處美其食
魚者使人熱中鹽

集內經原文外科論言

經曰營氣不從逆行肉裏乃生癰瘍○曰諸痛癢瘡皆屬於心○病之生時有喜怒不測飲食不節陰氣不足陽氣有餘營氣不行乃發為癰疽陰陽不通兩熱相搏乃化為膿小針取之乎聖人不能使化者為之邪不留也故兩軍相當旗幟相望白刃陳于中野者為其耶此非一日之謀也能使其民令行禁止士卒無白刃之難者非一日之教也須臾之得也夫至使

者勝血故其民皆患色疎理其病皆為癰瘍其治宜砭石故砭石者亦從東方來砭石石針也即磁鋒〻其高氏之山有石如玉可以為針即砭石也

字〻曰六府不和謂之所生瘡五藏不和謂之瘡瘍滯于陰陽生

身被癰疽之病膿血之聚者不亦離道遠乎夫癰疽之生於膿血之成也不從天下不從地出積微之所生也故聖人自治於未有形也愚者遭其已成也豈特治方者哉○曰其已成膿血者其唯砭石鈹鋒之所取也○曰惡乎針石者不可與言至巧○曰寒氣化為熱〻勝則腐肉〻腐則為膿〻不瀉則爛筋〻骨〻傷則髓消○膏粱之變足生大丁

經曰春氣病在頭夏氣病在藏秋氣病在肩背冬氣

瘟疹深于陽則疽

病在四肢。刺論曰：春在經脈（木氣疎達）夏氣在孫絡（火氣宣洩）長夏氣在肌肉（土主肌肉）秋氣在皮膚（肺主皮毛其氣輕浮）冬氣在骨髓中（腎主骨髓其氣沉深）。西亭曰：前言春氣病，言四時發病部位移應在也。刺論言春氣在經脈者，言四時氣運之序，臨症可參考焉。

瘡瘍歌訣六首用藥之大端論

濟生犀角地黄湯，溫熱還宜兆改方，治得疹斑能化毒，驚癇喉痹共疔瘡。

腦疽發背爛皮疔都是陽明濕熱成方用黃連為主
治莫教辛散害羣生
頭面為陽風火多辛涼輕劑好調和若兼濕熱因浮
腫法有東垣莫錯訛
者未平塌並無頭不痛還防患不休如此陰寒真大
毒陽和湯藥急須投
傷筋貼骨痛如何深處難猜膿有無若得良工心手
應按他教陷刺肌膚

未潰先籌排托攻调和营衛善能通细推部位分虚

实潰後虚症多用功

五臟六腑總訣

肺

脉在右寸（附胸中）醒氣入肺〻竅鼻生皮毛西方金其色白其味辛苦氣食苦泄之欲收食酸收之以辛瀉之在聲哭变動為咳嗽肺為涕肺悪寒憂傷肺熱傷皮毛肺臟魄其華在毛其充在皮肺者相傳之官治節出焉　大腸者傳道之官变化出焉

心

脉在左寸（附包絡）焦氣入心〻竅舌生血脉南方火其色赤其味苦〻緩食酸收之欲耎食鹹耎之以甘瀉之在声笑

变動為憂心為汗心悪熱喜傷心熱傷氣心臓神其華在面其充在脉心者君主之官神明出焉　小腸者受盛之官化物出焉

脾

脉在右関附胃　穀氣入脾〻竅口生肌肉中央土其色黄其味甘苦湿食苦燥之欲緩食甘緩之以苦瀉之在声歌变動為噦脾為涎脾悪湿思傷脾湿傷肉脾藏意其華在唇其充在肉脾胃者倉廩之官五味出焉　脾胃大腸小腸三焦膀胱者倉廩之本營之居也名曰器能化糟粕轉味而出入者也

肝

脉在左関（附胆）燥氣入肝〻竅目生筋絡東方木其色青其味酸苦急食甘緩之以散食辛散之以酸瀉之左声呼動变為握（搐搦之状）肝為淚肝悪風怒傷肝風傷筋肝藏魂其華在爪其充在筋肝者将軍之官謀慮出焉　胆者中正之官决断出焉

腎

脉在兩尺（左附膀胱小腸　右附命门大腸）腐氣入腎〻竅耳生骨髓北方水其色黒其味鹹苦燥食辛潤之以堅食苦堅之以鹹瀉之在声呻变動為慄腎為唾腎悪燥恐傷腎寒傷血腎藏智

其華在髮其充在骨腎者作強之官伎巧出焉　膀胱者
州都之官津液藏焉氣化則能出焉
膻中者臣使之官喜樂出焉　三焦者決瀆之官水道出焉

十二經臟腑表裏氣血

手太陰肺與手陽明大腸為表裏
手少陰心與手太陽小腸為表裏
手少陽三焦與手厥陰心包絡為表裏
足太陰脾與足陽明胃為表裏

足厥陰肝与足少陽胆為表裏
足少陰腎与足太陽膀胱為表裏

六經經絡舒行

手之三陰從臟走手　足之三陰從足走腹
手之三陽從手走頭　足之三陽從頭走足

六經氣血多少論

心法曰

多氣多血惟陽明　少氣太陽厥陰經　二少太陰常少血
血虧行氣補其營　氣虧破血宜補氣　氣血兩充功易成

厥陰少陽多相火　若發癰疽最難平

人之十二經有氣血多少之分多則易愈少則難痊瘍醫明此臨症可預知癰疽瘡瘍之始終難易而用藥消補之法始者也如手陽明大腸足陽明胃此二經常多氣多血手太陽小腸足太陽膀胱手厥陰心包絡足厥陰肝此四經常多血少氣手少陽三焦足少陽胆手少陰心足少陰腎手太陰肺足太陰脾此六經常多氣少血大法血多者則破其血氣多者則行其氣氣少者難於起發宜托補之血少者難於收斂宜滋養氣血兩充則易

於起發惟足厥陰又手厥陰易於收斂陰少陽少陰此數經倍多相火若發癰疽肌肉難長瘡口難合倘過用驅毒峻利之藥以伐其氣以消其血必難收功明其經之氣血多少則用藥不致有妄计妄卜之弊矣

五運統屬類

甲己之歲土運統之甲己化土　乙庚之歲金運統之乙庚化金

丙辛之歲水運統之丙辛化水　丁壬之歲木運統之丁壬化木

戊癸之歲火運統之戊癸化火

六氣司治類

（子午之年）少陰司天其化以熱熱淫所勝民病胸中煩熱嗌乾（火勝而金病）

（丑未之年）太陰司天其化以濕濕淫所勝胕腫骨痛（腎水為土剋不能行水）

（寅申之年）少陽司天其化以火火淫所勝民病頭疼發熱惡寒而瘧

（卯酉之年）陽明司天其化以燥燥淫所勝筋骨內變

（辰戌之年）太陽司天其化以寒寒淫所勝血變於中發癰瘍

（巳亥之年）厥陰司天其化以風風淫所勝民病胃脘當心而痛（木勝而土病）

素問靈樞摘要

經曰治病必求其本順其志故入國問俗入家問諱
上堂問礼臨病人問所便
凡欲診病者必問飲食居處暴樂暴苦始樂後苦皆
傷精氣精氣竭絶形体毀沮暴怒傷陰暴喜
傷陽厥氣上行滿脉去形
天之邪氣則害人五藏水穀之寒熱感則害於六
腑地之湿氣感則害皮肉筋脉

經曰大要曰無代化無違
時必養必和待其來复
此之謂也大要古書名
經曰明引比類從容以診
是為道也
醫有四法一曰言天道二
曰言藏脉三曰言人
事四曰言脉色明此
四者庶道全矣
又曰醫有四失又不
得十全者
少俞曰百病之始萌

也必生於風雨寒循毫毛而入腠理或、復還或、留止或、為風腫汗出或偏痺或為寒熱或、為留痺或、為積聚奇邪淫溢不可勝數同時得病或病此或病彼他天之生蟲有所私也犯者得之避者得

陽受風氣陰受濕氣故傷於風者上先受之傷於濕者下先受之

故清陽出上竅濁陰出下竅清陽發腠理濁陰走五藏清陽实四肢濁陰走六腑

夫百病之始生也皆生於風雨寒暑陰陽喜怒飲食居處大驚卒恐則氣血分離陰陽破散經絡厥絕脉道不通陰陽相逆衛氣稽留經脉空虛血氣不次乃失其常

氣殆勿求人而人自犯之

難經曰損其肺者益其氣損其心者調其營衛損其脾者調其飲食適其寒溫損其肝者緩其中損其腎者益其精此治損之法也

經曰春氣病在頭夏氣病在臟秋氣病在肩背冬氣病在四肢

春氣病鼽衄仲夏善病胸脇長夏善病洞泄寒中秋善病風瘧冬善病痺厥

春氣在頭夏氣在經絡長夏在肌肉照上下二條有缺四季中缺此二句非誤也

故曰冬傷於寒春必病溫春傷於風夏生飧泄夏傷於暑秋必痎瘧秋傷於濕冬生咳嗽

風淫于內治以辛涼佐以苦甘以甘緩之以辛散之

熱淫于內治以鹹寒佐以甘苦以鹹收之以苦發之

濕淫于內治以苦熱佐以酸淡以苦燥之以淡泄之

经曰五臟藏藏者有所藏而勿失也
经曰五臟在中之守也
中滿藏滿氣勝傷恐
者声如從室中言是中
氣之湿也言而微終日
乃复言者此奪氣也衣被
不斂言语善恶不避親
疏者此神明之乱也倉
廪不藏者是門户不
要也
要约束也幽門闌門
魄門皆倉廪之門户也

火淫于内治以鹹冷佐以苦辛以酸收之以苦發之
燥淫于内治以苦温佐以甘辛以苦下之
寒淫于内治以甘熱佐以苦辛以鹹瀉之以辛潤之以苦堅之
木鬱達之火鬱發之土鬱奪之金鬱泄之水鬱折之
論言治寒以熱治熱以寒方士不能廢繩墨而更其
道也　物于鬼神者不可与言至德恶于針石者不
可与言至巧病不许治者病必不治治之无功矣
上焦如雾中焦如漚下焦如瀆

水泉不止者是膀胱不藏也得守者生失守者死夫五藏者身之强也

難经曰七衝门何在然唇為飛门齒為户门会厭為吸门胃為賁门太倉下口為闌门下極為魄门故曰人有七衝门也

大倉即胃也下極肛门也

潔古曰霧不利而為喘漱漚不利而為留飲瀆不利而為腫脹

飲食入胃游溢精氣上輸於脾脾氣散精上归於肺通调水道下輸膀胱水精四布五经並行合于四時五藏陰陽揆度以為常也

胃之大絡名曰虛里貫鬲絡肺出于左乳下其動應衣宗氣泄也

胃為水穀之海衝脉為十二经之海此血海膻中為氣之海腦為髓之海此言人有四海也

精脫者耳聾氣脫者目不明津脫者腠理開汗大泄

經曰二便為胃氣之關鎖
而係一身之元氣得守
則生失守則死
又曰中氣不足溲便為之
變腸為之苦鳴
又曰膀胱不利為癃不約
為遺溺
經曰精散則視兩歧
难經言脱陽者見鬼脱
陰者目盲
經曰口鼻者氣之門戶
也

液脱者骨屬屈伸不利色夭腦髓消脛痠耳數鳴血
脱者色白夭然不澤其脉空虚此其候也精氣津液血脉一氣雖為六名
陽虚則外寒陰虚生内热○陽盛生外热陰盛生内
寒有病身热汗出煩满不為汗解此為何病汗出而
身热者風也汗出而煩满不解者厥也病名風厥巨
陽主氣故先受邪少陰与其為表裏也得热則上從
之從之則厥也
厥之寒热者何也陽氣衰於下則為寒厥陰氣衰於

经曰頭者精明之府頭傾
視深精神將奪矣背
曲肩隨府將壞矣腰
者腎之府轉摇不能
腎將憊矣骨者髓之
府不能久立行則振掉
掉骨將憊矣得强
則生失强則死
经曰故病久則傳化上下
不并良医弗為
不并則阴阳離散也
盖乃良医弗可為矣

下則為抓厥
夫陽入於陰故病在頭与腹乃䐜脹而頭病也
風勝則動熱勝則動燥勝則乾寒勝則浮濕勝則濡
瀉汗因时而变動飲食飽甚汗出於胃驚而奪精汗出
於脾傷氣者煩勞則脹精絕辟積於夏便煎厥目盲
不可以視耳閉不可以聽潰潰乎若壞都汩汩乎不可
止潰潰乎壞貌汩汩乎逝而不返也
中藏经曰三焦者人之三元之氣也總領五藏六腑

營衛經络内外左右上下之氣三焦通則内外左右
上下皆通其於周身灌体和内调外荣左養右導上
宣下莫大乎此也
上焦主内而不出中焦腐熟水穀下焦主出而不内
五氣所病心為噫肺為咳肝為语脾為吞腎為欠為
嚏胃為氣逆為噦為恐大腸小腸為泄下焦溢為水
膀胱不利為癃不约為遺溺胆為怒是為五病
五精所并精氣并於心則喜并於肺則悲并於肝則

经曰肉之小会為谿〻
者二肘二膝四腕也凡
脾病在谿腎有邪其氣
留於兩膝凡筋病皆屬
於節筋乃肝之餘故人
屬肝是以谿会有病寄
從脾肝腎三經論治

经曰手少陰之脉独无
腧何也曰手少陰心脉
也心者五藏六府之大
主也精神之所舍也其藏

堅固邪弗能容也容之則心傷心傷則神去神去則死矣故諸邪之在於心者皆在於心之包絡包絡心主之脉也故獨無腧

刺論曰春氣在經脉夏氣在孫絡長夏氣在肌肉秋氣在皮膚肺主皮毛其氣輕浮冬氣在骨髓中腎之骨髓其氣沉深

憂并於脾則畏并於腎則恐是為五并虛而相并者也

五病所發陰病發于骨陽病發于血陰病發于肉陽病發于冬陰病發于夏是為五發

五邪所亂邪入于陽則狂邪入于陰則痹搏陽則為巔疾搏陰則為瘖疾陽入之陰則靜陰出之陽則怒是為五亂

五勞所傷久視傷血久臥傷氣久坐傷肉久立傷骨久行傷筋是謂五勞所傷

經曰天有宿度地有經水
人有經脉天地溫和則
經水安靜天寒地凍
則經水凝泣天暑地熱
則經水沸溢卒風暴起
則經水波涌而隴夫邪
之入于脉也寒則血凝
泣暑則氣淖澤虛邪因
而入客亦如經水之得
風也
經曰故風寒在下燥熱在
上暑氣在中火遊行其

神有餘則笑不休神不足則悲氣有餘則喘咳上氣
不足則息利少氣血有餘則怒不足則恐形有餘則
腹脹涇溲不利不足則四肢不用志有餘則腹脹飧
泄不足則厥

肺氣通于鼻肺和則鼻能知香臭矣心氣通于舌心
和則舌能知五味矣肝氣通于目肝和則能辨五色
矣脾氣通于口脾和則口能知五穀矣腎氣通于耳
腎和則耳能聞五音矣

間寒暑六入

經曰夫脉者血之府也長則氣治短則氣病數則煩心大則病進上盛則氣高下盛則氣脹代則氣衰細則氣少細則心痛渾々革至如湧泉病進而色弊綿々其去如弦絕死

又曰濇者陽氣有餘也滑者陰氣有餘也陽氣有

五藏不和則七竅不通六腑不和則留為癰

百病生于氣也怒則氣上喜則氣緩悲則氣消恐則氣下寒則氣收炅則氣泄驚則氣乱劳則氣耗思則氣結

天氣通于肺地氣通于嗌風氣通于肝雷氣通于心谷氣通于脾雨氣通于腎六經為川腸胃為海九竅為水注之氣

諸脉者皆屬于目諸髓者皆屬于腦諸筋者皆屬于

餘也陽氣有餘爲身熱
無汗陰氣有餘爲多汗
身寒陰陽有餘則無汗
而寒

經曰夫氣化之用天垂象
地成形七曜緯虛五行
麗地地者所以載生成
之形類也虛者所以列
應天之精氣也形精之動
猶根本之與枝葉也仰
觀其象雖遠可知也地
爲人之下太虛之中者

節諸血者皆屬于心諸氣者皆屬于肺

心藏神肺藏魄肝藏魂脾藏意腎藏志是爲五臟所藏

心爲汗肺爲涕肝爲淚脾爲涎腎爲唾是爲五液

心惡熱肺惡寒肝惡風脾惡濕腎惡燥是謂五惡

病机十九條

諸風掉眩皆屬于肝諸寒收引皆屬于腎諸氣膹鬱皆屬于肺諸濕腫滿皆屬于脾諸痛癢瘡皆屬于心諸厥固泄皆屬于下諸痿喘嘔皆屬于上諸机瞀瘛

乞帝曰善予曰大要奈
之也燥以乾之暑以蒸
之風以動之濕以潤之
寒以堅之火以温之故
風寒在下燥熱在上濕
氣在中火游行其間
寒暑六入故令虚而化
生也
經曰人有八虚以候五臟
肺心有邪其氣留於兩
肘肝有邪其氣留於兩
腋脾有邪其氣留於兩

皆屬于火諸禁鼓慄如喪神守皆屬于火諸逆衝上
皆屬于火諸躁狂越皆屬于火諸痛胕腫疼痠驚駭
皆屬于火諸脹腹大皆屬於熱諸病有声鼓之如鼓
皆屬於熱諸轉反戾水液渾濁皆屬於熱諸嘔吐酸
暴注下迫皆屬於熱諸痙項強皆屬於濕諸暴強直
皆屬于風諸病水液澄出清冷皆屬于寒故大要曰
謹守病机各司其屬有者求之無者求之盛者責之
虚若責之必先五勝疎其氣血命其調達而致和平此

膕

按人靈八谿也皆筋

骨之隙氣血之所流注

左

经曰厥陰司天其化

以風少陰司天其化

以热太陰司天其化

以湿少陽司天其化

以火陽明司天其化

以燥太陽司天其化

以寒

之謂也

难经原文

十六难曰脉有三部九候有阴阳有輕重有六十首一脉变為四时離圣久遠各自是其法何以别之然是其病有内外症其病為之柰何

假令得肝脉其外症善潔面青善怒其内症臍左有動气按之牢若痛其病四肢滿闭淋溲便难轉筋有是者肝也無是者非也

假令得心脉其外症面赤口乾喜笑其内症脐上有動氣按之牢若痛其病煩心心痛掌中熱而噦有是者心也无是者非也

假令得脾脉其外症面黄善噫善思善味其内症当脐上有動氣按之牢若痛其病腹脹滿食不消体重節痛怠惰嗜卧四肢不收有是者脾也无是者非也

假令得肺脉其外证面白善嚏悲愁不樂欲哭其

内症臍右有動氣按之若痛其為喘咳洒淅寒熱有是者肺也無是者非也

假令得腎脈其外症面黑善恐欠其内症臍下有動氣按之牢若痛其病逆氣小腹急痛泄如下足重脛寒而逆有是者腎也無是者非也

○喻西昌曰瘟温々字未嘗混别
○西亭曰瘟疫外感多端謹述於後
○刘松峯所集七疫七症中候腸軟脚屬寒温
葉天士所論胞絡黄紅点、而小点大為斑紅疹々白疹發于皮膚之上
外科心法葡萄疫青腿牙疳
吴医彙講論虜瘡又

内经温疫论

六元正紀大論曰辰戌之歲初之氣民屬温病
卯酉之歲二之氣厲大至民善暴死終之氣其病温
寅申之歲初之氣温病乃起
丑未之歲二之氣温厲大行遠近咸
子午之歲五之氣其病温
巳亥之歲終之氣其病屬温

有烟喉丹痧

西亭曰以上所論疫症與氣機極所化治法必以辛寸寒為是大忌辛溫然病人必須厚衣暖護之使以守毒化從肌表或汗或斑疹而化若不暖才必冒風毒邪必內陷為凶切要諄諄叮囑病家使病人先後不見風易愈而無變也

刺氣篇論五臟氣病

肝氣病者小便先黃腹痛多卧身氣之爭則狂言及驚脇滿痛手足躁不得安卧庚辛甚甲乙大汗氣逆則庚辛曰死刺足厥陰少陽其逆則頭痛員員脉引衝頭也

吳注曰肝病小便先黃者肝脉絡陰器又肝主疏泄肝則失其疏泄之職故小便先黃也腹痛多卧木病尅脾土也氣爭邪氣甚而与正氣相爭

余往臣数十餘年少悵
人性命在即在後藥分
總四字中矣

論三因脉症歌大全
内因脉證 怒憂思悲恐 内在气口
喜怒傷心脉必虚思
傷脾脉結中居因憂傷
肺脉便濇恐傷腎脉
沉因見胆為驚傷動
脉須肫絡傷然脉緊象

也狂言及驚手厥陰心胞病也兩厥陰同氣机争則手厥陰亦病也脇泼痛肝脉行夕之两旁脇其要路也手足躁不得安卧肝主風〻淫四末又木病尅脾土脾主四肢木病机必吸少陰腎中真陰〻傷故騷擾不得安卧也庚辛金日尅木故甚甲乙肝木旺时故汗出而愈氣逆謂病重而不順其可愈之理故逢不勝之日而死刺足厥陰少陽厥陰保木臟少陽厥陰之腑也並刺之者病在臟瀉其腑也逆則頭痛以

七情氣口內因之
外因脉風寒暑濕燥火外應人迎
緊則傷營腎不移裏
因傷暑何絕推播緣
傷燥須觀肺無要傷
脾細後知浮刮傷風肝
部浮弱為傷火察心
之六部合脉須當審
莫使將寒作熱醫
不內外因脉
方神役慮定傷心氣
隆之中子細尋安沒陰陽

下肝主升病極而上升之故
心机病者先不樂數日乃机〻争則卒心痛煩悶善嘔
延痛面赤多汗壬癸甚丙丁大汗氣逆則壬癸死
刺手少陰太陽
心病先不樂者心胞名膻中居心下代君用事經
謂膻中者臣使之官喜樂出焉心病故不樂
也卒心痛乃實痛皆邪正相争机争故卒然
心痛煩悶心主火故煩膻中氣不舒故悶嘔惡肝

傷腎剖其然榮脈少相
侵房帷任意傷心絡微
滿之中宜忖度疲極傷
力便傷肝指下尋
之脈弦弱飲食飢飽
定傷脾未可輕將一例
推飢則緩弦当別識
若然滑實飽無疑叶
呼損氣因傷肺躁弱
脈中道[illegible]熟記然
通不内外中困生
死吉凶都在是也

病也兩厥陰同氣膻中代心受病故熱甚而争之
後肝病亦見也且邪居膈上多善嘔也頭痛火
升也面赤火色也無汗々為心液心病故汗
不得通也
脾熱病者先頭重頰痛煩心顏青欲嘔身熱々争
則腰痛不可用俛仰腹滿泄兩頷痛甲乙甚戊己大
汗氣逆則甲乙死刺足太陰陽明
丿脾病頭見重者脾屬濕土性重經謂濕之中

任論脉義

牢

輕循之法名為牢浮脉
中間仔細推有力為亂芤
表実去神無力的知虚

按

重取法附名曰按々之不
足是元虚有力為疼多
気滞宜温宜下細推詳

尋

不輕不重曲求尋箇裏
机関理最深虚実死生

人也首如裹故脾病彷先重也頰少伯部位土之
与木乇則彼勝土病而木病亦見也煩心脾脉注
心也顏青欬嘔亦木病也腰痛不可用俛仰
腰為腎之腑脾主制水腎為司水之神脾病不
能制水故腰痛再脾病胃不能独治陽明主約
束而利機関故痛而至不可俛仰也腹滿泄脾
經木病也頷痛亦木病也

肺
机病者先淅然厥起毫毛悪風寒舌上黄身熱々

從六淫精工豈辨石和珍
候其虛實
生死亦關

候

四時有旺何為王要識強
洪不與毛一字情同分兩
義診家候氣最為高
取神胃之
氣為最穩

逆

陽病見陰名為逆形羸
脈大亦如然有餘不足如
相反決死無疑命入泉

爭喘欬痛走胸膺背不得太息頸痛不堪汗出而寒
丙丁甚庚辛大汗氣逆則丙丁死刺手太陰陽明出
血如大豆立已
肺病先惡風寒者肺主氣又主皮毛肺溇則氣
賁鬱不得捍衛皮毛也舌上黃者肺氣不化則
濕熱聚而為黃苔也喘氣鬱極也欬火克金也
胸膺背之腑也皆天氣主之肺主天氣肺氣鬱
極故痛走胸膺背也走者不定之詞不得太息

氣鬱之極也頭痛不堪亦天氣賁鬱之極也汗
出衛虛故惡寒又肺本惡寒也

順
脉大形標兩得平症條脉
大病還輕於亂脉細無妨
害脉症相应是順情

得
神本先天位主離要知歡
猶〻是根基神存氣守
乖危殆全切工夫妙在
斯

失
三元虧損土氣甚遇着
裏虛候斯秘合相離

腎熱病者先腰胻痠苦渴數飲身熱〻争則項痛而
強胻寒且痠足下熱不欲言其熱則項痛員〻澹〻
然戊已甚壬癸大汗氣逆者戊已死刺足少陰太陽
腎病者腰先痛腰為腎之腑又腎脉貫脊会於
督之長强穴胻腎脉入跟中以上腨内太陽之
脉亦下貫腨内腨即胻也痠熱爍液也苦渴數飲

猶已見診知決予死次序

新

且病玄根在右關右關神
在昔傷寒更將脈診求
參春休把脈言作等閒

久

久病根源在絡絡宮流
利氣從容若還內脫難同
例九候雖調命亦凶
久暴之病
在於寸關

綫

陽生識趣容形容但在中

腎主五液而惡燥故苦渴而飲水求也項太陽之脈從巔入絡腦還出別下項腎病至於熱爭臟病甚而移之腑故項痛而強也腑寒且痠腑義見上寒熱極為寒也痠熱爍液也足下熱腎脈從小指之下邪趨足心湧泉穴病甚而熱也不欲言心主言腎病者水克火也員員澹澹之狀其病之甚而無奈也

○又曰肝熱病者左頰先赤○心熱病者顏先赤

和四季中虛實若無不損
害正存卽散色晴空

急

火動不盡脈急有餘不
足交加匪能分别脈氣差
正復未能罷

清

清脈然邪氣自傷藥宜
溫補迷良方病從內出然
他故訣有言休不可忘

濁

脈濁邪干氣有餘藥宜疏

○脾热病者鼻先赤○肺热病者右頰先赤
○腎热病者頤先赤
病雖未發見赤色者刺之名曰治未病

瀉莫踟躕病因外入無他
故將訣裏來好看些

滑

往來流利名為滑傷火相
兼氣必傷莫作痰看依
古訣當求濇分慢推詳

濇

浮沉相似一般齊滑濇分
分脉相間久艱作夜
或血積元虛久病須
艱

熱病論帝曰有病溫者汗出輒復熱而脉躁疾不為
汗衰狂言不能食病名為何岐伯曰病名陰陽交交
者死也人所以汗出者皆生於穀穀生於精今邪氣
交爭於骨肉而得汗出者是邪却而精勝則當能食
而不復熱復熱者邪氣也汗者精氣也今汗出
而輒復熱者是邪勝也不能食者精無俾也病而留其
其壽可立而傾也且夫熱論曰汗出而脉尚躁盛者死今脉
不與汗相應此不勝其病也其死明矣狂言者是失志

大

脉大皆因病进医欲君
弱明行虚知厚薄细推
情实活虚脱症

細

细如丝线元虚若逆
攒溢横有余能辨久新
求责阳依经按理见

差迟

促

身热脉来频歇止更数
之中促不解者逆所致

失志者死今見三死不見一生雖愈必死矣
熱論篇帝曰熱病已愈時有所遺也若此者皆病已
衰而熱有所藏因其穀氣相薄兩熱相合故有所遺
也帝曰治遺奈何岐伯曰視其虛實調其逆從可使
而已也帝曰病熱當何禁之岐伯曰病熱少愈食肉
則復多食則遺此其禁也
吳注謂大抵邪之着人每借有質以為依附熱時
斷不可食熱退必須少食如兵家堅壁清野之計

漸去紡愈進糧，必身喪亡

結

脈來常結七情傷歇止

中間要附量疾血滯經多

此候若多親欠害矣方

必候熱邪盡退而後可大食也

經曰冬傷於寒春必病溫

金匱真言論曰夫精者身之本也故藏於精者春不病溫

吳注曰藏精字樣須活看不專主房勞說凡一切人事之能搖動其精者皆是即冬日天氣應寒而陽不潛藏如春日之發泄甚至桃李反花之類亦是

論疾診尺篇曰尺膚熱甚脈盛躁者病溫也其脈盛而

浮大

輕按之滿指重按之則無此陰虛也輕按之則在中按之沒指此陽虛也略按之滿指重按之亦然此傷風脈也浮而不斂散脈也此大虛之候不治浮而遲虛寒此虛脈也宜溫之浮而數此熱脈也宜涼之浮而澀瘦脈也亦有是脈者人素有疾浮而弦真藏脈見也主必死之候

滑者病且出也

玉板論要溢實甚死

平人氣象論曰尺熱曰病溫

吳曰尺部肌肉熱則為溫病蓋溫病必傷金水二臟之津液尺之脈屬腎尺之穴屬肺也故知為溫病

熱論篇曰凡病傷寒而成溫者先夏至日者為病溫後夏至日者為病暑暑當與汗出勿止

脉象

浮脉之时先重按之则有无而有力则散实也有而无力则为虚也沉而迟实也沉而数伏火也沉而弱伏痰也妇人或主有娠沉而滑有形血也沉而弦阴结也不治沉而细必由寒中冷积聚也大虚不治伏主不治

避寒

四至以下俱为迟脉观其

吴曰温者暑之渐也先夏至候也春气温阳气发越阴精不足以承之故为温病汝一反至阴盛为热机则温动热与湿搏而为暑也勿者禁止之词勿止暑之汗即治暑之法也

刺志论曰气盛身寒得之伤寒气虚身热得之伤暑

生气通天论曰因于暑汗烦则喘喝静则多言体若燔炭汗出而散

吴曰暑中有火性急而疏泄故令人自汗火与心

至數之微甚為陰陽之極
亟也脈進而汗出不止者
死

數脈

數而有力陰虛也數而
無力陽虛也數而滑者
有力無力分浮沉雖危不死
數而滑血內見也數而弦
真臟脈也不治數而細
大衰也急補之

長脈

有形體之長如無病而

同氣相求故甚煩煩則喘喝者火克金故喘鬱逆胸
中清廓之氣相攻故欲嘔而呻之甚邪不外夜而
內藏於心則靜主言若邪在心雖靜亦欲言不休也
賈元良曰暑之為氣在天為熱在地為火在人臟為
心故暑者相火行令也夏月人感之自口鼻而入傷
心胞絡之經
入門曰暑之中人先着心胞則為頭痛身熱自汗心
煩口渴面垢而已餘症皆後傳變也

出自勝寸与尺皆長而大者也有往來之長而不條暢也此脈最喜

短脈

与長脈相反雖無病不佳

滑脈

往來流利無滯也滑而浮主痰浮而有力有食也滑而無力胃虚也滑而有力且数痰火盛也滑而細必四至平人脈也太過

臟腑見症

肺臟

其見症也善嚏悲愁欲哭洒淅寒熱缺盆中痛肩背痛臍右少腹脹痛小便数濇泄皮膚及麻木喘少氣實夢兵戈競擾虚則夢田野平原不足則息有餘喘嗽

寅時氣血注于肺

大腸

其見症也大指次指難用耳聾煇煇焞焞耳鳴嘈嘈

血虛不及者氣虛也

陆脈

最沉伏在皮膚之間其大不歸大虛也故有形

血

弦脈

弦如弓弦之弦物之動搐肝之將佗五臟氣土木之大病即真病脈也必死之候

細脈

微之次緊細疾必見但細

耳後肩臑肘臂外皆痛氣滿皮膚堅而不痛

卯時氣血注于大腸

胃腑

其見症也畏烟火聞木音則驚登高而歌棄衣而走顏黑而不能言喉呵欠消穀善肌頸腫膺乳沖服伏兎胻外廉足跗皆痛胸旁過乳痛口渴腹大水腫奔響腹脹

辰時氣血注于胃

见诊切是五脉平人多有
之若见结散切是结脉六
脉内绝大指切浮而不数
阳气也浮而数阳虚也
沉而不数阴中之阳虚也
沉而数阴中之阴虚也矣
而迟阳中之阳虚也
作沉作浮作大作小作迟
作数或三或五然后出之
象即阴阳俱虚也

脾脏

其见症也五泄二便闭而舌强痛口甜食即吐嗜卧黄饥羸味不嗜食实则梦欢歌快乐虚则梦饮食相争

巳时气血注于脾

心胞

其见症也笑不休手心热心中大热而黄目赤心中动有黄脂裹心者脂膜之外有细筋膜如丝与心肺相连者是心胞也　戌时气血注于心胞

心臟

其見症也消渴兩腎內痛後廉腰背痛浸淫善笑善驚善忘上咳（吐）下氣泄眩仆身熱腹痛而悲寤則夢憂驚恐怖畏則夢烟火焔田

午時氣血注于心

小腸

其見症也面白耳前熱苦寒頷頜腫不可轉腰似折肩臑肘臂外後廉腫痛臑臂內前廉痛

未时氣血注于小腸

膀胱

其見症也目如脫頸兩邊痛淚出臍反出下腫便膿血肌肉痿項如拔小腹脹痛欲小便不得

申时氣血注于膀胱

腎臟

其見症也面黑口渴唾血大小腹痛大便難飢不欲食實則夢腰脊痛虛則夢涉水恐懼

酉时氣血注于腎

三焦

其見症也耳鳴喉痹腫痛耳後連目鋭眥痛汗出肩臑痛內外皆痛小指次指火麻

亥时氣血注于三焦

胆腑

其見症也口苦馬刀挾癭善太息

子时氣血注于胆

肝脹

其見症也脅痛脫色蒼際耳無聞頰腫脣逆面青目
赤腫痛兩脇下痛引小腹寒則夢山林大樹實則夢
細草苔蘚

毋恃氣血注于肝

廣瘟疫論汗曰時疫發散真邪熱而邪熱必有著落方有所至於表時於汗則邪氣出路故汗治為治疫之一大法也但風寒汗不厭早時疫汗不厭遲風寒發汗必兼辛溫辛熱以宣陽時疫發汗必兼辛涼辛寒以救陰風寒發汗治表不犯裏治時疫發汗治表必通裏其不同有如此者

庚戌春西亭集溫熱論治二卷首集戴天章廣瘟疫論辨与傷寒大異其所用方仍不外乎傷寒之剂是以不足取之

喻嘉言論疫病篇其中有要言不繁曰上焦下焦升疎决三法必兼逐穢為第一義可遵為法

吳醫諸論有周思哲瘟疫贅言顧祖庚治疫要言致論白疹一端惟屠彝尊論最佳宜仔細玩讀之

李純修有爛喉痧論祖鴻範爛喉丹痧治宜論

喻嘉言曰夫四時不正之
氣感之者因而致病初
不名疫因病致死病氣
混合不正之氣斯為疫
矣

人曰大半病瘄疹古昔
無傳不得丕丕析求是
以蘧瑗叔和坑堅雷不
若俗見挨索病狀反可
顧名思義也

又曰平淅竟中謂人之痧
氣逆於天政隔中霧露

陳元益有痧疹今昔不同治法
葉天士有溫熱論擬叙諸家論及治法惟葉氏論治
最為的當致論白疹一則居其前論勝于葉氏
宜參看可也是以首集叙諸家論二集
采指南醫案擇其簡要者發類以備參考
後集闡心堂吳鞠通溫病條辨數則是亦從葉氏
指南案中治法致分別熱濕寒濕甚明宜細辨
焉

之邪亦為清邪從鼻息而上入於陽人之氣在於地故從中水土之邪於為飲食濁味從口舌而下入於陰入則其人必先內慄足膝逆冷便溺妄出俗之絞腸瘟之說符也

又曰然從鼻從口所入之邪必先從中焦以次分佈上下故中焦不治則胃中為濁營衛不通血凝不

西亭二十年前兼集溫病近格一卷亦葉氏法中之法其中挾風挾濕挾暑挾食為兼症總以溫字為提綱致病在衛在營汗疹斑疹厥痙諸端成詩三十六章再加注釋分明以備後學者簡易入門者也

西亭曰論治溫病之在營者以犀角新改方為主其濕熱之盛取黃連為主是以復集（其方在續寫用古方論注）格略數方二卷取犀角黃連治病之功效者不論內外多列于後并摘古犀角諸方黃連諸方再

隨其機變而施不可拘
本
又曰瘟疫之邪直行中道
流布三焦上焦為清陽
故清邪從之上入下
焦為濁陰故濁邪從
之下入中焦為陰陽
交界凡清濁之邪
從此分佈三焦相
溷上行極而下下行
極而上

再按諸家疫症劉宏壁曰有七症
大頭瘟　滿頭紫腫起水泡
捻頸瘟　喉痺頭大
瓜瓤瘟　胸高脇痛嘔血
楊梅瘟　遍身紫塊忽然發出黴瘡是也
疙瘩瘟　發塊如瘤偏身流走旦發夕死
絞腸瘟　水泄不通宜探吐
軟脚瘟　便清足軟不能步履

外科心法有青腿牙疳一症所患者上有牙疳下見
腿脛青紫色若惟　本經有此症上古諸書無
此症故無查究
本經吳醫彙講出中有虜瘄一症身發紫泡而四
肢尤甚西亭曾經看數人其瘄如葡萄紫
色高聳破之出紫血水其心法又有葡萄其發
如斑簇簇成堆嶺高成塊瘤亦有如火焰紋
者西亭亦目覩幾人恭此二症甚於紫癍傾

又曰東南土地卑濕為霧露之區蛇之窟其俗熱之至得風以播之尚有可附設曰落氣於水中之魚衣中之風此為氣揚況於人乎

癘瘟疫論曰人神情異常而不知所苦大概煩燥者居多或如癡如醉擾亂驚悸及詢其何所苦則不自知即間有神清而能自主

者亦多寡深不出汁
目即有所見有所見
即諸妄之根後也疫
為天地之邪氣，致傷
人若故其氣身昏神
情也
又曰凡疫邪有熱不肯
退用清凉药不效者
即當察其熱邪之所
附麗蓋氣所附麗之
熱為真而無形之氣
如烟如霧遇風雨即

屬胃中血分熱毒房瘧必兼濕濁其青浥于疳亦兼
濕重與熱相搏使然是以前三症必用犀角地黄湯
為主方取其凉血化毒如兼濕重加滑石蒼术通草之類
外科心法有曰患暗疔未發而腋下先堅腫無頭次
腫陰囊睾丸突出如筋頭令人寒熱拘急焮熱
疼痛又有内疔先發寒熱腹痛數日忽然腫
起一塊如積者是也
西亭曰以上二症皆險惡之疾誤治失治反掌凡為

解故人身之熱氣清利
退有所附著之熱為实
而有物如烘炉柴炭雖
沃以水尤有沸騰之勢
必撤去柴炭而熱始退
凡熱之所附藏於痰即
滯於滯即血經滯其
熱不去其物於清熱方
外入何藥則效矣
廣瘟疫論曰瘟疫病從
中道而變自裏出表故
一二日脉多沉迫至裏

為司命者極宜細察所謂有者求之虛勿夭
人命

又金鑑云有腿遊風一症生於兩腿裏外忽然赤腫
形似堆雲焮熱疼痛由榮衛風熱相搏結滯而
成凡遇此証先施砭石外貼牛肉片服雙解通
聖散次服當歸拈痛湯云云西亭曾治數人服
犀角地黃奏效蓋榮熱致病故也

出表脈始不沉乃不浮
不沉而數數急弦急大
而寄不等其至數則模
糊而不清楚其初起脈
脈沉遲勿作陰寒斷
沉在陰分也脈象同
於陰虛而氣色昏蒙
神情依前誤治陰之
自不同作陰證或數而
無力亦勿作火視熱
發氣故脈不能鼓但當解
然不宜補氣受病之因

有不同故同脉而異斷
也
喻嘉言曰尚論微義仲景
一書以平脉篇中云
寸口脉陰陽俱緊者
藥湫症外悄雖全凡
二百六十九字闡發貫
理全亂傷篇中所有事
乃論疫邪從入之門
變病之總所謂赤文
綠字開天闢地之寶符
人自不識耳

脉案格式

醫方考吳鶴皋曰脉案者竊公案之義醫者察得病
情立定方法使病邪不能逃吾之方論藥至而
邪伏譬之老吏聽訟援筆定刑使奸人無所逃也
一某年某月某地某人二其人年高下形之肥
瘦長短色之黑白枯潤聲之清濁長短三某
人苦樂病由始于何日四初時症病服某藥
再服某藥某藥少效某藥不效五時下晝夜

熱熱甚寒熱孰多喜惡何物脈之三部九候如何六脈經旨以定病名某症為標某症為本某症為緩當從治某臟當補某臟當瀉七方用某方加減某藥某藥補某臟某藥瀉某臟君臣佐使之理吐下汗和之意一一詳盡末書某郡醫生某撰

註曰書年之干支月之春秋者占運氣也書某地者占方宜也書年形聲色者用之合脈也書苦樂者占七情也

岳武穆云運用之妙存乎一心岳法也亦醫法也

太上感應篇註曰夫庸醫之流有貪賺錢妄下藥忌疑病試藥禮不去手醫不三世不服其藥恐其見理不明以病爲嘗也

書始於何日者占久近也歷問其病症藥物所以其驗否者以之斟酌已見也以晝夜寒熱者辨氣血也以壺思何物者察陰陽臟腑也以脈狀者以之合年形聲色病症也以經旨者如法家引律使雖爭不可逃也以病名者用藥如用兵師出貴有名也以標本者識輕重也以方藥君臣之理者欲病人達而嘗也未以已之名者欲病家誌之以驗已之工拙也

吳鶴皋曰凡看王公大人貴宦儒門之病必於此書案無一毫苟且庶得作醫之體矣

同心堂吳瑭曰治外感如將兵貴神速機圓法活去邪務盡善後務細蓋早平一日則人少受一日之害　治內傷如相坐鎮從容神機默運無功可言無德可見而人登壽域　治上焦如羽非輕不舉　治中焦如衡非平不安　治下焦如權非重不沉

秉講孫慶增曰看病認不真切則靜坐思之繼於望聞問切之中搜求病机必有得心之處胸中了了用藥方靈若終於疑惑而勉強投方竊恐悞人性命

录講傳渊曰讀古人书須識其補偏救弊一片苦心互相牴觸即是互相闡發處所貴多讀多看融會貫通由博反約以求理明心得臨症無誤洋洋若此諸謂歟

金鑑云有火丹毒一
症其發於頭頂延及腰胯
色赤如雲遊走如雲片
如火燎由肝脾二經熱
極生風所致

金鑑云有痧疹一症初起
紅點次將如粉色黑
又名鮑瘡川廣烟瘴之
地有之初紅點次變黑
色小如粟豆大如拇
李氏云隨處可生疼痛
五心不止腐爛筋骨潰

金鑑云腎氣遊風多生於腎虛之人腿肚紅腫形如
雲片遊走不定痛如火烘由腎火内鬱外受風邪
膀胱氣滞而成也外用豆腐調黄柏末敷貼甚效
又曰有丹毒肉中忽有赤色如丹塗之狀其大如掌
甚者徧身丹名雖多其理則一本於火邪其勢
暴速自胸至腹走四肢者順從四肢攻胸腹者逆
金鑑有葡萄疫載於嬰兒門中然時下大人身體亦
有患此者甚多故丹毒一症載於發無定處名

破膿如豆汁今日拭淨
次日復滿愈而復發
西亭曰前症圓色如粟謂
房瘡相似係由營熱血
溢所化治宜化血熱為主

名有鷄冠茱萸水丹色白有粒隱赤遊丹諸名近時小
兒頗多諸丹臨症宜互相參看可也
西亭曰前症諸名丹毒其式如班良由俱屬胃中熱
毒其發何色義可類推余曾經治看數人發五色
班即此類也以上自青腿牙疳葡萄疫腿遊風腎
氣遊風諸丹毒及房瘡均屬熱毒近乎瘟疫宜細
審焉

吳鞠通集溫病條辨從
指出其源分溫有九
條
一曰風溫者初春陽
氣始開厥陰行令風夾
溫也
一曰溫熱者春末夏初陽
氣弛張溫盛為熱也
一曰溫疫者厲氣流行多
兼穢濁家家如是若役
使然也
一曰溫毒者諸溫夾毒穢濁
太甚也

風溫

邵新甫曰風為天之陽氣溫乃化熱之邪兩陽熏灼先傷上焦種種之變幻情狀不外乎三焦為病發頭脹汗出身熱咳嗽必然並見當以辛涼輕劑清解為先大忌辛溫消散劫爍清津太陰無肅化之權救逆則有蔗汁蘆根玉竹門冬之類若寒沉降損傷胃口陽明顛失循序之司救逆則有復脈建中之類大凡此症驟變則為痙厥緩變則為虛勞其

一曰暑溫正夏之時暑病之偏於熱者也

一曰濕溫長夏初秋濕中生熱即暑病之偏於濕者也

一曰秋燥秋金燥烈之氣也

一曰溫瘧陰氣先傷又因于暑陽氣獨發也

一曰冬溫冬應寒而反溫陽不潛藏而病溫也

主治之方總以甘藥為要或兼寒或兼溫在人通變可也

葉氏曰風溫上受而入風屬陽溫化熱上焦近肺肺氣不得舒轉周身氣阻致身痛脘悶不飢宜微苦以清降微辛以宣通醫謂六經輒投羌防泄陽氣劫胃汁溫邪忌汗何遽忘之

豆豉　杏仁　蔞皮

山梔　鬱金　橘紅

丹溪曰温熱病為伏氣

傷寒

葉案温熱門内治王十八歲以夜熱早涼熱退無汗其熱從陰而來故能食形瘦脈左數盛兩月不解治在血分

生鱉甲　青蒿

細生地　丹皮

生知母　淡竹葉

温熱

邵新甫曰冬傷於寒春必病温者重在冬不藏精也蓋煩勞多慾之人陰精久耗入春則裏氣大泄木火内燃强陽無制燔燎之勢直從裏發始見必壯熱煩寃口乾舌燥故主治以存津液為第一黄芩湯堅陰却邪即此義也再者在内之温邪欲發在外之新邪又加蔥豉湯最為捷徑表分可以肅清至於因循貽悞豈止一端在臨症辨察論治

葉案曰仲景傷寒須先
分六經河間溫熱須
究三焦
又曰風病之瘛風佰治
而為濕與冷勝臨雨
為關利便為天下氣災
又曰陰乃重濁之寒熱
為薰蒸之氣熱蒙蔽
中蒸濕之氣上迫清竅
耳為失聰聽不與少陽
耳聾同例
又曰大雨後大熱選藥要在
將苟非情實錯先等濟

葉案曰吸入溫邪鼻通肺絡逆走心胞震動君主神
明散迷瀰漫之邪攻之不解清竅既蒙絡內亦痺豁
科不解報以豁痰降火理氣毫無一效憶平脉窮清邪
中上肺位最高既入胞絡之氣交阻逐穢利竅須籍
芳香議用局方至寶丹
又曰熱入膻中夜煩無寐心悸怔忡舌絳而乾不嗜
湯飲乃營中之熱治在手經
犀角　元參　菖蒲
鮮生地　連翹　遠志

丹溪曰夏月天之氣溫于地表人之氣溫于肌表況被炎暑所傷腠理踈豁氣泄為汗發泄於外是表裡之氣俱虛矣

吳塘以經謂先夏至為病溫可見暑亦溫之類也

又曰溫病之不兼濕者忌剛喜柔愈後胃陽不復或因前醫過用苦寒致傷胃陽亦間有少用剛者溫病之兼濕者忌柔喜剛濕

暑類

邵新甫曰天之暑熱一動地之濕濁自騰人在蒸淫熱迫之中若正氣設或有隙則邪從口鼻吸入氣分先阻上焦清肅不行輸化之机失於常度水穀之精微亦蘊結而為濕也人身一小天地內外相應故暑病必兼濕即此義耳

葉案曰暑必挾濕二者皆傷氣分從鼻吸而受必先犯肺乃上焦病治法以辛涼微苦若上焦廓清則愈惜乎

退熱存之際焉得不用柔者金然臨症擇用

又曰王安道泝洄集中云溫暑當用辛涼時風遽集治暑方派有暑病首用辛涼繼用甘寒再用酸泄酸斂不必用下之論

李笠翁曰所謂便天六有三時而在夏則人之病也必務此語最難

嵩以陶氏六經看病仍是與風寒先表後裏之藥致邪之在上漫延結錮四十餘日不解乃初受六經不須再辨其謬經云病自上受者治其上援引經義以論治病乃邪僻也宗河間法

杏仁　姜皮　半夏　姜汁　石膏
知母　叩仁　竹瀝　秋露水煎

又脈神頗安昨午發疹先有寒戰盎此病起於濕熱當此無汗肌膝氣壅至霄間皮脱如麸犹未能全泄其邪風疹再發乃濕因戰慄為解一月以來病

經言理蔵在言和滯
鬱必出氣語言哉最
葉曰頁香燥氣上炎者
先入肺洲酌主三焦極是

魔而肌無膏澤瘦削枯槁古謂瘦人之病慮涸其
陰之液不充補之以味然腥羶濁味徒助上焦痰
無益培陰養液況宿滯未去腸胃氣尚窒鈍必須
薄調理上氣清與痰熱不至阻聚從來三時熱病
怕反覆於病後之復當此九仭幸加意留神為上

玄參　細生地　橘紅　知母
川貝　丹皮　銀花　甘草
竹瀝

尤

面垢油亮目眥黃頭脹如束胸脘痞悶此是濕熱
氣內伏因勞倦正氣泄越而發既非暴受風寒發

散取汗徒傷陽氣按脉濡濇焉是表症亢傷寒必究六經伏氣須明三焦論症參脉壯年已非有餘之質當以勞倦内傷伏邪診治此条在瘧门

邵新甫曰暑湿之傷驟者在當時為患緩者於秋後為伏氣之疾其候也脉色必滯口舌必膩或有微寒或單發熱熱時脘痞氣窒渴悶煩冤每至午後則甚入暮更劇熱至天明得汗則諸恙稍緩日日如是必要兩三候外日減一日方得全解倘如元氣不支或调理非法不治者甚多然是病比之傷寒其勢覺緩比之瘧疾寒熱又不分明其变幻与傷寒無二其愈期反覺纏綿若表之汗不易撤攻之便易溏瀉過清則肢冷嘔惡過燥則脣齒燥裂每遇秋来最多是症求之古訓不載者

多獨已任編之名曰秋時晚發感症似瘧總當以感症之法治之
要之伏氣為病四時皆有但不比風寒之邪一汗而解溫熱之
氣一投涼即安夫暑與濕為熏蒸粘膩之邪也最難驟愈若
治不中竅暑熱從陽上熏而傷陰化燥濕邪從陰下沉而
傷陽變濁以致神昏耳聾舌乾齦血脘痞嘔惡洞泄肢冷棘
手之候叢生竟至潰敗莫救矣參先生用意宗劉河
間三焦論立法認明暑濕二氣何者為重再究其病實
在營氣何分大凡六氣傷人因人而化陰虛者火旺邪歸營分

為多陽虛者濕勝邪傷氣分為多一則耐清一則耐溫臟性之陰陽從此可知也於是在上者以辛涼微苦如竹葉連翹杏仁薄荷之類在中者以苦辛宣通如半夏瀉心之類在下者以溫行寒性質重開下如桂苓甘露飲之類此皆治三焦之大意也或有所挾又須通變至於治氣分有寒溫之別寒者宗之白虎法及天水散意溫者從乎二陳及正氣散法理營分知清補之宜清者如犀角地黃加入心之品補者有三才復脈等方又如濕熱沉混之蒼朮石膏湯氣血兩燔之玉女法開閉逐

穢与牛黄至寶紫雪等劑挨(?)匱(?)進參附及兩儀諸法隨其變幻審其陰陽運用之妙存乎心也

吳塘曰暑兼濕熱偏於暑之熱者為暑溫多手太陰症而宜清偏於暑之濕者為濕溫多足太陰症而宜溫濕熱平等者兩解之各宜分曉不可混也

良方曰濕者土之氣土者
火之子也濕病多是
熱生在火鬱結生濕
土是也

丹溪曰六氣之中濕熱爲
病十居八九

河間曰濕本土氣火熱能
生土濕故夏月則萬物
濕潤秋涼則濕復燥
乾矣濕潤病本不自生
因于火熱拂鬱水液不能
宣行即停滯而生水濕

濕類

華岫雲曰濕爲重濁有質之邪若從外而受者皆由地中之氣升騰從内而生者皆由脾陽之不運雖云霧露雨濕上先受之地中潮濕下先受之然霧露雨濕亦必由地氣上升而致若地氣不升則天氣不降皆成燥症矣何濕之有其傷人也或從上或從下或遍體皆受此論外感之濕邪着於肌軀者也此雖未必即入於臟腑治法原

矣凡病湿者多是熱化
而執孔者多以為兼症
當去湿服亦能風湿義同

宜於表散但不可大汗耳更當察其兼症若兼風者微微散之兼寒者佐以温药兼熱者佐以清药此言外受之湿也然水流湿火就燥有同氣相感之理如其人飲食不節脾家有湿脾主肌肉四肢則外感肌軀之湿亦漸次入於臟腑矣亦有外不受湿而但湿從内生者必其人膏粱酒醴過度或嗜酒飲茶湯太多或食生冷瓜菓及甜膩之物治法總宜辨其體質陰陽斯可以知寒熱虛

實之治若其人色蒼赤而瘦肌肉堅結者其體屬陽此外感濕邪必易於化熱若内生濕邪多因膏粱酒醴必患濕熱濕火之症若其人色白而肥肌肉柔軟者其體屬陰若外感濕邪不易化熱若内生之濕多因茶湯生冷太過必患寒濕之症人身若一小天地今觀先生治法若濕阻上焦者用開肺氣佐淡滲通膀胱是即啟上閘開支河導水勢下行之理也若脾陽不運

湿滯中焦者用朮朴薑半之屬以溫運之以苓
澤腹皮滑石等滲泄之亦猶低窊湿處必得
烈日晒之或以剛燥之土培之或開溝渠以泄
之耳其用葯總以苦辛寒治湿熱以苦辛溫治寒
湿驟以淡滲佐之或再加風葯甘酸膩濁在所不
用總之腎陽充旺脾土健運自無寒湿諸症肺
金清肅之氣下降膀胱之氣化通調自無湿火
湿熱暑湿諸症若夫失治變幻則有腫脹黃疸泄

瀉淋閉痰飲等類俱另分列各門究治

葉案（湿温阻肺）病起旬日猶然頭脹漸至耳聾正如内经病能篇所謂因於湿首如裹此呃忒鼻衄皆邪混氣分之象况舌色带白咽喉欲閉邪阻上竅空虛之所諒非苦寒直入胃中可以病之名湿温不能自解即有昏痙之變醫莫泛稱时氣

連翹　馬勃　銀花
牛蒡　射干　金汁

又（湿熱穢氣阻竅）時令湿熱之氣觸自口鼻由募原以走中道遂至清肅不行不飢不食但温乃化熱之漸致机竅不為

蠢動与形質滞濁有別此清熱開竅必佐芳香以逐穢為法

豆豉　黑山梔　枳殼　鬱金　桔梗　蔞皮　降香

又

張氏體壯有濕近長夏陰雨潮濕着於經絡身痛自利發熱仲景云濕家大忌發散汗之則變痓厥脉來小弱而緩濕邪凝遏陽氣病名濕溫濕中挾氣横冲心胞絡以致神昏四肢不煖亦手厥陰見症非与傷寒同也

犀角　元參　銀花　連翹　菖蒲　赤豆皮

送至寶丹

某汗多，身痛，自利，小溲全無，胸腹白疹。此風濕傷於氣分，醫用血分涼藥，希冀熱緩。殊不知濕鬱在脉為痛，濕家本有汗不解。

米仁　白叩仁　通草

茯苓　滑石　竹葉

燥類

卲新甫曰燥為乾澁不通之疾内傷外感宜分外感者由於天時風熱過勝或因深秋偏亢之邪始必傷人上焦氣分其法以辛凉甘潤肺胃為先喻氏清燥救肺湯及先生用玉竹門冬桑葉薄荷梨皮甘草之類是也内傷者乃人之本病精血下奪而成或因偏餌燥劑所致病從下焦陰分先起其法以純陰静藥柔養肝腎為宜大補地黄丸之類是也要知是症大忌

者若濇最喜者甘柔若氣分失治則延及於血下病失治則槁及乎上喘咳痿厥三消噎膈之萌總由此大凡津液結而為患者必佐辛通之氣味精血竭而為患者必藉血肉之滋填在表佐風藥而成功在腑以緩通為要務古之滋燥養營湯潤腸丸五仁丸瓊玉膏一炁丹牛羊乳汁等法各有常司也

經曰口鼻者氣之門戶也喻嘉言疫病篇曰人之鼻氣通於天故陽中霧露之邪爲清邪從鼻息而上入於陽入則發熱頭痛項強頸攣正與俗稱大頭瘟蝦蟆瘟之說符也人之口氣通於地故陰中水土之邪爲飲食濁味從口舌而下入於陰入則其人必先內慄足膝逆冷便溺妄出清便下重臍築

疫類

鄒滋九曰疫厲一症都從口鼻而入直行中道流布三焦非比寒六經可表可下夫疫爲穢濁之氣古人所以飲芳香採蘭草以襲芬芳之氣者重滌穢也及其傳變上行極而下下行極而上是以邪在上焦者爲喉啞爲口糜若逆走膻中者爲神昏舌絳爲喉痛丹疹今觀先生立方清解之中必佐芳香宣竅逐穢之法如犀角菖蒲銀花鬱金等類兼進至寶丹從表透裏以

湫病正与俗称绞肠瘟
軟脚瘟之说符也
又曰瘟疫之邪则直行中
道流布三焦
又曰甚则三焦相溷上行极
而下下行极而上
又曰邪既入则以逐秽为第
一义上焦如雾升而逐
之兼以解毒中焦如沤疏
而逐之兼以解毒下如
渎决而逐之兼以解毒

有靈之物内通心竅搜剔幽隱通者通鎮者鎮若邪入營中三焦相溷熱愈結邪愈深者理宜蠲若大製之法仍恐性速直走在下故用玄參銀花露金汁瓜蔞輕揚理上所謂仿古法而不泥其法者也考是症惟張景岳喻嘉言吴又可論之最詳然宗張喻二氏恐有遺邪留患若宗吴氏又恐邪去正傷惟在臨症權衡方不愧為司命矣

葉案（疫邪入膻）疫癘穢邪從口鼻吸受分布三焦瀰漫神識不是風寒客邪亦非停滯裏症故發散消導即犯劫津之戒與傷寒六經大不相同今喉痛丹疹舌如硃神躁暮昏上受穢邪逆走膻中當清血絡以防結閉然必大用解毒以驅其穢必九日外不致昏憒冀其邪去正復

犀角　菖蒲　生地　銀花
連翹　鬱金　元參　金汁

葉案 疫毒阻氣 疫毒口糜丹疹喉啞治在上焦

犀角 生地 菖蒲 金汁
玄參 連翹 銀花

煎送至寶丹

葉案 疫癘三焦 吸受疫癘三焦皆着久則血分漸瘀愈結愈熱當以鹹苦之製仍是輕揚理上倣古大製小用之意

玄參 金銀花露
西瓜翠衣 瑩白金汁

瘢疹

邵新甫曰瘢者有觸目之色而無礙手之質即稠似錦紋稀如蚊跡之象也或佈於胸腹或見於四肢總以鮮紅起發者為吉紫色成片者為重色黑者為凶色青者為不治蓋有諸內而形諸外可决其臓腑之安危邪正之勝負也殆傷寒瘟疫諸症失於宣解邪蘊於胃腑而走入營中每有是患耳考方書之治其法不一大抵由失表而致者當求之汗失下而致者必取乎攻火甚清之毒甚

化之營氣不足者助其虛而和之托其之至於陰癍一說見象甚微若必指定些些之癍點為陰猶恐不能無誤想前人此例無非覺後人勿執見癍為實執之義也吾故曰必參之脉象及兼症方妥痧者疹之通稱有頭粒而如粟象癮者即疹之屬腫而易詳須知出要周均没宜徐緩不外乎太陰陽明之患故繆氏常以肺胃論治為精也

西亭曰是集自內經至此皆以溫病為綱領於中暑風濕三者相兼為病於外露者汗疹斑疹皆出邪之路所論治法惟葉氏為最種福堂有溫熱論宜遵而治之至白疹（即白痦也）一吳醫彙講書中唐藝尊所論最詳最確宜參而論治

西亭曰閱葉氏指南案中除內傷七情症外凡六淫見症皆從熱化故言溫也蓋溫為熱之漸以溫病為多試讀六元正紀大論每年俱有溫病叅醫者不識至候

是以集内經原文治法温病見象至夏至後暑熱
病暑必兼濕此濕從暑熱中來乃成濕熱温伏暑
一一載明至治法遵葉氏宗河間三焦論治辨營
衛氣血爲是吾邦卑濕之區傷寒六經傳症實少
案中亦未經目惟温熱暑濕爲病者應多每門間
有閲者毋忽之

葉案（三焦熱伏）伏氣蘊三焦心凛風發煩渴遍体赤痱夜躁不寐兩脉博数

犀角　鮮生地　元參　石菖蒲
羚羊　連翹心　花粉　銀花

又

寒凡必有形象攻觸及於胃脘之下口渴喜飲煖湯痱已發現病不肯退此邪氣久伏厥陰之界矣

桂枝　黄芩　牡蠣
川朴　花粉　枳實

（濕溫痱疹）濕溫雜受身發痱疹飲水過不解夜煩不成寐病中強食良助邪咸議用涼膈疎痱方法

連翹 枳實 杏仁 鬱金
薄荷 牛蒡 山梔 石膏

濕溫癍疹

舌邊赤昏譫早輕夜重癍疹隱約是濕溫已入血分夫心主血邪干膻中漸至結閉為昏痙之危苦味沉寒消導辛溫徒刼胃汁皆溫邪大禁擬清疏血分輕劑以透斑更參入芳香逐穢以開內竅近代喻嘉言申明戒律宜遵也

犀角 連喬 菖蒲
玄參 銀花 金汁

煎送牛黃丸

痧疹不達

暴寒驟加伏熱更熾、邪鬱則氣血壅遏痧疹不肯外達痰氣交阻神迷喘促漸入心胞絡中有內閉外脫之憂熱注下迫自利粘膩不爽法當開其結閉閒毒解其膻中之壅必得神清方保無變

連翹 滑石 菖蒲
射干 通草 銀花

煎化牛黃丸一粒

伏熱發疹

涼風外襲伏熱內蒸秋金主令內應乎肺喘咳身熱始而晝熱繼而暮熱自氣分漸入血分齦肉焦而亂墨發疹辛寒清散為是

薄荷 連翹 米仁 竹葉
杏仁 桑皮 石膏

癮疹

環口燥裂而痛頭面身半以上發出癮疹赤紋乃陽明血熱久蘊成毒瘦人偏熱頗有是症何消医人不識耶 犀角地黄湯

癮疹

温邪自利癮疹

連翹 杏仁 桔梗 黄芩 通草
薄荷 牛蒡 豆豉 橘紅

風温發疹

風温發疹

薄荷 赤芍 連翹 梔子
桔梗 桑皮 牛蒡 甘草

中風類

凡中風之症有肢體緩縱不收者皆屬陽明氣虛當用人參為首藥附子黃芪炙草之類佐之若短縮牽掣則以逐邪為急　神傷思慮則肉脫意傷憂愁則肢廢皆癆象也　操持經營神耗精損遂令陰不上朝內風動躍為痱中之象　風中廉泉舌腫喉痺麻木昏厥內風亦令阻竅古人每用芳香宣竅解毒勿令壅塞至危　至寶丹

腎陰弱收納無權肝陽熾虛風蒙竅乃上實下虛之

象質厚填陰甘味熄風節勞戒飲可免仆中　虎潛丸

肝風

肝風

操持煩勞五志陽氣挾內風上擾清空頭眩耳鳴目珠痛但身中陽化內風非發散可解非沉寒可清与六氣火風迥異用辛甘化風方法仍是補肝用意

杞子　甘菊　柏仁　女貞　桂圓　炙草

肝風內責

胃虛肝風內震喉痒咳逆頭痛眩暈肢麻汗出寒熱

二陳湯加天麻　鉤鉤

眩暈

酒客中氣痰暈二陳湯加白术天麻 文利鈎之

經云諸風掉眩皆属於肝頭為六陽之首耳目口鼻皆係清空之竅所患眩暈者非外來之邪乃肝胆之風陽上冒耳甚則有昏厥跌仆之虞其症有夾痰夾火中虛下虛治胆治胃治肝之分火盛者先生用羚羊山梔連翹花粉元參生地丹皮桑葉以清泄上焦竅絡之

熱此先從胆治也痰多者必理陽明消痰加竹瀝菖蒲二陳之類中虛則兼用人參外臺茯苓飲是也下虛者必從肝治補腎滋肝育陰潛陽鎮攝之治也至於天麻鈎藤菊花之屬隨症可加

虛勞

邵新甫曰久虛不復謂之損損極不復謂之勞此虛損勞三者相繼而成也

鄒曰越人有上損從陽下損從陰其於鍼砭所莫治者調以甘藥金匱遵之而立建中湯急建其中氣俾飲食增而津血旺以致充血生精而復其真元之不足

經云形不足者溫之以氣精不足者補之以味

葉曰脈細而數細為陰臟之虧數為營液之耗

又曰鹹味入陰介類潛陽　介屬有情填補下焦

葉曰陽外泄為汗陰下注則遺

越人曰陰傷及陽最難充復誠治病易治損難

葉曰夫精血皆有形以草木無情之物為補益聲氣必不相應桂附剛愎氣質雄烈精血之臟〻之体屬陰剛則愈劫脂矣至於丹溪虎潛法潛陰堅陰用知柏苦寒沉着未通奇脉余以柔劑陽藥通奇脉不帶且血肉有情栽培身內之精血但王道無近功多用自有益

脾胃

邵曰脾胃之論莫詳於東垣其所著補中益氣湯調中益氣升陽益胃等湯誠補前人之未備察其立方之意因於內傷勞倦為主又因脾乃太陰濕土且世人胃陽衰者居多故用參芪以補中二朮以溫燥升柴升下陷之清陽陳皮木香理中宮之氣滯脾胃合治若用之得宜誠效如桴鼓蓋東垣之法不過詳於治脾而略於治胃耳乃後人宗其意者凡著書立說竟將

脾胃總論即以治脾之藥籠統治胃舉世皆然今觀葉氏之書始知脾胃當分析而論蓋胃屬戊土脾屬己土戊陽己陰陰陽之性有別也臟宜藏腑宜通臟腑之體用各殊也若脾陽不足胃有寒濕一臟一腑皆宜以溫燥升運者自當恪遵東垣之法若脾陽不虧胃有燥火則當遵葉氏養胃陰之法觀其立論云納食主胃運化主脾脾宜升則健胃宜降則和又云太陰濕土得陽始運陽明陽土得陰自安以脾喜剛燥胃喜

柔潤也仲景急下存津其治在胃東垣大升陽氣其治在脾

叶氏曰凡論病先論体質形色脉象以病乃外加於身也

河間曰將息失宜火盛水衰風自內起其實陰虛陽亢為病耳　六氣皆從火化　初病在氣久必入血以經脉主氣絡脉主血　東垣曰胃為衛之本脾為營之源

俗云膏粱無厭發癰疽淡泊不堪生腫脹

靈樞經云中氣不足溲便色变　凡醒胃必先制源

仲景云制木必先安土　經謂肝爲剛藏非柔不和考

内經治三法名殊治用治體又曰肝不宜當取陽明

凡口鼻受污濁異氣先入募原募原是胃絡分布上逆

而爲喉吐　脾陽動則冀運腎陽静則望藏

中流之砥柱生鎮效汪潤滴天耳

痰飲

某（痰）痰火上逆蒙竅耳鳴頭暈　二陳湯加[illegible]天麻鉤藤

痰因熱起清熱為要　木火犯中胃虛生痰

華曰痰乃病之標非病之本也善治者治其所以生痰之源則不消痰而痰自無　仲景云脉沉屬飲面色鮮明為飲〻家咳甚當治其飲　經云不得卧〻則喘甚痺塞乃肺氣之逆乱也　太陽司開陽明司闔

仲景云飲邪以溫藥和之　又曰外飲治脾內飲治腎

又曰不渴者飲邪未去故也渴者飲邪將去

喻嘉言曰濁陰上加於天非離照當空氣霧烏得退避

肝絡久痼懸飲流入胃絡致病不已以太陽陽明開闔

方法　丹溪云上升之氣自肝而出

古人云入水無物不長入火無物不消　古云爍物消

物莫如火　仲景云陰氣先傷陽氣獨發有痒熱無寒

之憲　經言陽維為病若寒熱　仲景言脈弦大弦

為胃減大則病進

泄瀉

泄瀉少腹脹滿少腹為厥陰肝位由陰陽不分濁氣於下致肝失疏泄當以五苓散

經曰治痿獨取陽明以陽明為五臟六腑之海主潤宗筋宗筋主束骨而利机関宗筋為諸筋之会凡腰脊不舉者之筋皆屬於此故曰束筋骨而利机関

痿類

内經論痿獨取陽明蓋胃脉主乎束筋骨而利机関

邪中於經則痺邪中於絡則痿　金匱云經熱則痺絡熱則痿

凡屬厥病多隸厥陰肝病考内經治肝不外乎辛以理用酸以治体甘以緩急

痹類

久痛入絡故絡虛則痛氣血不行

初病濕熱在經久則入絡

頭痛

鄒曰頭為諸陽之会与厥陰肝脉会於巔諸陰寒邪不能上逆惟陽氣窒塞濁邪得於上擾厥陰風火乃能逆上作痛故頭痛一症皆由清陽不升風火乘虛上入　凡陽氣通動變化火風迅速自為升降

腦後觸掣牽痛倏起倏靜乃陽風之邪

頭痛左右腦後厥陽風木上觸　晚侯頭痛火升心嘈風上胃防厥

摘指南各门要语

中風门

脈细而数细為臟陰之虧数為營液之耗　厥陰内風乘穴

陽明脈絡之虛上凌咽喉环遶耳後清空之地升騰太過

精血内虛虛風自動　当夏四月陽氣大泄主令　神

傷思慮則肉脱意傷憂懼則肢廢皆痿象也　考古人吕

元膺每用芳香宣竅勿令壅塞致危也　陰陽失於交戀

真氣欲絶有暴脱之象胃主肌肉脈絡應肢遶出环口

近交秋令燥氣加臨先傷于上　痰纏無形之火火灼有形之痰甘寒生津痰火風並治矣　丹溪云麻為氣虛本是濕痰敗血

虛損

越人云陰傷及陽最難充復誠治病易治損難　胃喜者即為補扶持後天也　古人謂寒則傷形熱則傷氣　內經云春夏養陽秋冬養陰非治病也乃論体耳　東垣云胃為衛之本營乃脾之源　勞則形体震動陽氣先傷內

經曰勞者溫之此溫字乃溫養之義非溫熱之謂

勞傷人不復元為損內經有損者益之之文益者補益也

凡論治病先論体質形色脉象以病乃外加於身也